医学影像诊断精要

YIXUE YINGXIANG ZHENDUAN JINGYAO

主编 苗同敬 李 剑 李凤英 张汉勇

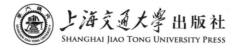

上海交通大学出版社
SHANGHAI JIAO TONG UNIVERSITY PRESS

内容提要

本书紧密结合当前影像学的发展进程，着重阐述临床常见疾病的影像诊断方法，在编写过程中结合了各位编者多年的临床工作经验和近年来影像学领域的最新成果，是一本集专业性、前沿性、可操作性于一体的参考工具书。书中添加了大量图片，通过参阅图片及注解可以对影像的特点加深理解，既方便读者对工作中遇到的问题进行查询，又有利于其对影像诊断学进行系统强化学习。本书适用于广大影像科医师和技师参考阅读。

图书在版编目（CIP）数据

医学影像诊断精要 / 苗同敬等主编. --上海 ： 上海交通大学出版社，2023.10

ISBN 978-7-313-27442-7

Ⅰ．①医… Ⅱ．①苗… Ⅲ．①影像诊断 Ⅳ．①R445

中国版本图书馆CIP数据核字（2022）第168778号

医学影像诊断精要

YIXUE YINGXIANG ZHENDUAN JINGYAO

主　　编：苗同敬　李　剑　李凤英　张汉勇

出版发行：上海交通大学出版社　　　　　　地　　址：上海市番禺路951号

邮政编码：200030　　　　　　　　　　　　电　　话：021-64071208

印　　制：广东虎彩云印刷有限公司

开　　本：710mm×1000mm　1/16　　　　经　　销：全国新华书店

字　　数：198千字　　　　　　　　　　　　印　　张：11.25

版　　次：2023年10月第1版　　　　　　　　插　　页：2

书　　号：ISBN 978-7-313-27442-7　　　　　印　　次：2023年10月第1次印刷

定　　价：158.00元

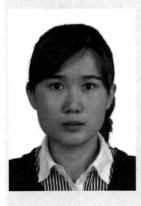

◎ 苗同敬

毕业于山东第一医科大学（原泰山医学院）医学影像学专业，现就职于山东省济宁市梁山县人民医院，现任济宁市影像学会委员会委员。擅长心肺及骨骼疾病影像诊断及乳腺钼靶诊断。曾多次荣获医院"优秀医师""先进个人"等荣誉称号。发表论文6篇，出版著作1部。

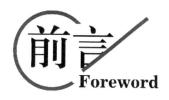

前言
Foreword

医学影像是应用医学成像技术对人体疾病进行诊断,必要时在医学影像技术引导下应用介入器材对人体疾病进行微创性诊断和治疗的医学学科,是临床医学的重要组成部分。

目前,医学影像学不仅能提供实时、三维、动态的大体影像解剖学信息,而且能反映疾病分子水平的功能和代谢状态;超声医学从单纯的灰阶超声发展成包括彩色多普勒超声、三维超声、超声造影和介入性超声的综合型检查手段。同时,介入放射技术在临床诊疗中所显示出的实时性、安全性和有效性等特点已得到临床的广泛认可。为了让广大医务工作者更好地了解现代医学影像的最新进展,合理地利用好各种影像诊疗手段,更好地为患者服务,我们编写了《医学影像诊断精要》一书。

本书紧密结合当前影像学的发展进程,着重阐述临床常见疾病的影像诊断方法,在编写过程中结合了各位编者多年的临床工作经验和近年来影像学领域的最新成果,是一本集专业性、前沿性、可操作性于一体的参考工具书。考虑到影像科临床工作特点,书中结合了大量图片,通过参阅图片及注解可以对影像的特点加深理解,既方便读者对工作中遇到的问题进行查询,又有利于其对影像诊断学进行系统强化学习。因此,本书不仅适用于广大影像科医师和技师查阅,也可作为临床医师选择影像检查方法、学习影像诊断的参考书。

由于编写时间仓促,经验有限,书中可能存在疏漏或偏颇之处。恳请广大读者提出批评指正,以便再版时改进。

《医学影像诊断精要》编委会

2022 年 6 月

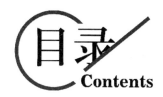

Contents

第一章

胸部疾病X线诊断

第一节 胸膜疾病X线诊断

一、胸膜炎

(一)概述

胸膜炎是胸膜的炎症。胸膜炎是致病因素（通常为病毒或细菌）刺激胸膜所致的胸膜炎症。胸腔内可有液体积聚（渗出性胸膜炎）或无液体积聚（干性胸膜炎）。炎症消退后，胸膜可恢复至正常，或发生两层胸膜相互粘连。由多种病因引起，如感染、恶性肿瘤、结缔组织病、肺栓塞等。

(二)局部解剖

胸膜是衬覆于胸壁内面、膈上面、纵隔两侧面和肺表面等处的一层浆膜。被覆于胸壁内面、纵隔两侧面和膈上面及延伸至颈根部等处的胸膜部分称壁胸膜，覆盖于肺表面的称脏胸膜，两层胸膜之间密闭、狭窄、呈负压的腔隙称胸膜腔。壁、脏两层胸膜在肺根表面及下方互相移行，肺根下方相互移行的两层胸膜重叠形成三角形的皱襞称肺韧带。

壁胸膜依其衬覆部位不同分为以下四部分。

(1)肋胸膜是衬覆于肋骨、胸骨、肋间肌、胸横肌及胸内筋膜等诸结构内面的浆膜，其前缘位于胸骨后方，后缘达脊柱两侧，下缘以锐角反折移行为膈胸膜，上部移行为胸膜顶；膈胸膜覆盖于膈上面，与膈紧密相贴、不易剥离；纵隔胸膜衬覆于纵隔两侧面，其中部包裹肺根并移行为脏胸膜，纵隔胸膜向上移行为胸膜顶，下缘连接膈胸膜，前、后缘连接肋胸膜；胸膜顶是肋胸膜和纵隔胸膜向上的延续，

—— 1 ——

突至胸廓入口平面以上,与肺尖表面的脏胸膜相对,在胸锁关节与锁骨中、内1/3 交界处之间,胸膜顶高出锁骨上方 1～4 cm,经锁骨上臂丛麻醉或针刺时,为防止刺破肺尖,进针点应高于锁骨上 4 cm。

(2)脏胸膜是贴附于肺表面,并伸入至叶间裂内的一层浆膜。因其与肺实质连接紧密故又称肺胸膜。

(3)胸膜腔是指脏、壁胸膜相互移行,二者之间围成的封闭的胸膜间隙,左、右各一,呈负压。胸膜腔实际是个潜在的间隙,间隙内仅有少许浆液,可减少摩擦。

(4)胸膜隐窝是不同部分的壁胸膜返折并相互移行处的胸膜腔,即使在深吸气时,肺缘也达不到其内,故名胸膜隐窝。主要包括肋膈隐窝、肋纵隔隐窝和膈纵隔隐窝等。①肋膈隐窝左右各一,由肋胸膜与膈胸膜返折形成,是诸胸膜隐窝中位置最低、容量最大的部位,深度可达两个肋间隙,胸膜腔积液常先积存于肋膈隐窝;②肋纵隔隐窝位于心包处的纵隔胸膜与肋胸膜相互移行处,因左肺前缘有心切迹,所以左侧肋纵隔隐窝较大;③膈纵隔隐窝位于膈胸膜与纵隔胸膜之间,因心尖向左侧突出而形成,故该隐窝仅存在于左侧胸膜腔(图 1-1)。

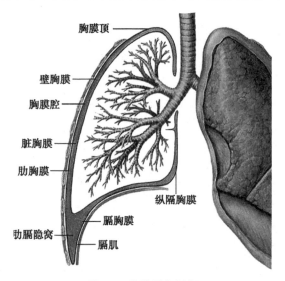

图 1-1　胸膜局部解剖

(三)临床表现与病理基础

胸膜炎最常见的症状为胸痛。胸痛常突然出现,程度差异较大,可为不明确的不适或严重的刺痛,可仅在患者深呼吸或咳嗽时出现,亦可持续存在并因深呼吸或咳嗽而加剧。亦可表现为腹部、颈部或肩部的牵涉痛。胸膜炎是致病因素刺激胸膜所致的胸膜炎症,使胸膜充血、水肿,白细胞浸润并有多数内皮细胞脱落,胸膜面失去其原来的光泽。胸膜纤维蛋白渗出,致使胸膜增厚粗糙。

(四)X线表现

急性期主要表现为胸腔游离积液或包裹性积液,部分患者并发支气管胸膜瘘则可见气液平面。积液量少时可见肋膈角变钝。慢性期主要表现为胸膜增厚、粘连,甚至钙化,使患侧肋间隙变窄,胸廓塌陷,纵隔移向患侧,横膈上升。胸膜钙化时在肺野边缘呈片状、不规则点状或条状高密度影。包裹性胸膜炎时,胸膜钙化可呈弧线形或不规则环形。

二、胸膜间皮瘤

(一)概述

胸膜间皮瘤为胸膜原发性肿瘤,是来源于脏层、壁层、纵隔或横膈4部分胸膜的肿瘤,与石棉接触有关。国外发病率高于国内,各为0.07%～0.11%和0.04%。死亡率占全世界所有肿瘤的1%以下。近年有明显上升趋势。50岁以上多见,男女之比为2∶1。目前,恶性型尚缺乏有效的治疗方法。

(二)临床表现与病理基础

局限型者可无明显不适或仅有胸痛、活动后气促;弥漫型者有较剧烈胸痛、气促、消瘦等。患侧胸廓活动受限,饱满,叩诊浊音,呼吸音减低或消失,可有锁骨上窝及腋下淋巴结肿大。由于间皮瘤细胞形态的多样性,光镜下恶性间皮瘤组织学分型尚不统一。世界卫生组织曾将弥漫性恶性间皮瘤分为上皮型、肉瘤型和混合型。电镜检查示瘤细胞表面及瘤细胞内腔面有细长的蓬发样微绒毛,胞质内丰富的张力微丝及糖原颗粒,有双层或断续的基底膜,瘤细胞间有较多的桥粒为恶性间皮瘤的超微结构特征。

(三)X线表现

难以显示小的病灶,有时仅可见胸腔积液。病变较大时可以显示突入肺野的结节,呼吸时随肋骨运动(图1-2)。

三、气胸与液气胸

(一)概述

气胸是指气体进入胸膜腔,造成积气状态,称为气胸。气胸通常分为自发性气胸、创伤性气胸和人工气胸三大类。自发性气胸是由于肺部疾病使肺组织和脏层胸膜破裂,或由于靠近肺表面的微小泡和肺大疱破裂,肺和支气管内空气进入胸膜腔所致。液气胸则是指气胸的同时伴有胸腔内积水。

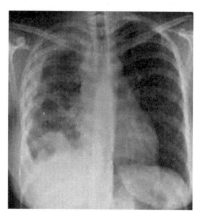

图 1-2　胸膜间皮瘤 X 线影像表现

(二)临床表现与病理基础

起病大多急骤,典型症状为突发胸痛、继而胸闷或呼吸困难,并可有刺激性干咳。也有发病缓慢,甚至无自觉症状。部分患者发病前有用力咳嗽、持重物、屏气或剧烈活动等诱因,也有不少患者在正常活动或安静休息时发病。症状轻重取决于起病急缓、肺萎缩程度、肺原发疾病以及原有心肺功能状况等。胸体征视积气多少而定,少量气胸可无明显体征,气体量多时患侧胸部饱满,呼吸运动减弱,触觉语颤减弱或消失,叩诊鼓音,听诊呼吸音减弱或消失。肺气肿并发气胸患者虽然两侧呼吸音都减弱,但气胸侧减弱更明显。大量气胸时纵隔向健侧移位。右侧大量气胸时肝浊音界下移,左侧气胸或纵隔气肿时在左胸骨缘处听到与心跳一致的咔嗒音或高调金属音。当患者出现发绀、大汗、严重气促、心动过速和低血压时应考虑存在张力性气胸。

(三)X 线表现

可对气胸及液气胸做出诊断,并可判断肺组织被压缩的程度。气胸区无肺纹理,为气体密度。少量气胸时,气胸区呈线状或带状,可见被压缩肺的边缘,呼气时显示较清楚。大量气胸时,气胸区可占据肺野的中外带,内带为压缩的肺,呈密度均匀软组织影。同侧肋间隙增宽,横膈下降,纵隔向健侧移位,对侧可见代偿性肺气肿。

第二节 食管疾病 X 线诊断

一、食管平滑肌瘤

(一)概述

食管平滑肌瘤在食管良性肿瘤中最常见(约占 90%)。男性多于女性,男女之比例为 2∶1。各年龄均有发病,多发于 20～50 岁。多为单发,少数为多发。

(二)局部解剖

食管是咽和胃之间的消化管。食管在系统发生上起初很短,随着颈部的伸长和心肺的下降,而逐渐增长。在发育过程中,食管的上皮细胞增殖,由单层变为复层,使管腔变狭窄,甚至一度闭锁,以后管腔又重新出现。

食管可分为颈段、胸段和腹段。人体食管的颈段位于气管背后和脊柱前端,胸段位于左、右肺之间的纵隔内,胸段通过膈孔与腹腔内腹段相连,腹段很短与胃相连。①颈段:长约 5 cm,其前壁借疏松的结缔组织与气管贴近,后方与脊柱相邻,两侧有颈部的大血管。②胸段:长 18～20 cm,前方自上而下依次有气管、左主支气管和心包,并隔心包与左心房相邻。该部上段的左前侧有主动脉弓,主动脉胸部最初在食管的左侧下降,之后逐渐转到食管的右后方。③腹段:最短,长 1～2 cm,与贲门相续。食管全长有 3 处狭窄和 3 个压迹。第一处狭窄位于食管的起始处,距切牙约 15 cm;第二处在食管与左主支气管的交叉处,距切牙约 25 cm;第三处在食管穿膈处,距切牙约 40 cm。上述 3 个狭窄常是食管损伤、炎症和肿瘤的好发部位,异物也易在此滞留。食管全长还有 3 处压迹:主动脉弓压迹,为主动脉弓自食管的左前方挤压而成,压迹的大小,随年龄而增加;左主支气管压迹,紧靠主动脉弓压迹的下方,与食管第二处狭窄的位置一致,是左主支气管压迫食管的左前壁所致;左心房压迹,长而浅,为左心房向后挤压食管所致,压迹可随体位和心的舒缩而变化(图 1-3)。

(三)临床表现与病理基础

约半数平滑肌瘤患者完全没有症状,是因其他疾病行胸部 X 线检查或胃肠道造影发现的。有症状的也多轻微,最常见的是轻度下咽不畅,很少影响正常饮食。一小部分患者诉疼痛,部位不定,可为胸骨后、胸部、背部及上腹部隐痛,很少剧烈疼痛。可单独发生或与其他症状并发。有 1/3 左右患者有消化功能紊乱,表现为胃灼热、反酸、腹胀、饭后不适及消化不良等。个别患者有呕血及黑便等上消化道出血症状,可能因肿瘤表面黏膜糜烂、溃疡所致。

肿瘤呈圆形、椭圆形,也有不规则形状,如分叶型、螺旋形、生姜形、围绕食管生长呈马蹄形的。食管平滑肌瘤有多个肿瘤的可致整个食管壁增厚,诊断有一定困难。肿瘤质坚韧,多有完整的包膜,表面光滑。主要向腔外生长,生长缓慢,切面呈白色或带黄色。组织切片见为分化良好的平滑肌细胞,长梭形,边界清楚,瘤细胞呈束状或漩涡状排列,其中混有一定数量的纤维组织,偶尔也可见神经组织。食管平滑肌瘤恶变为肉瘤的很少。

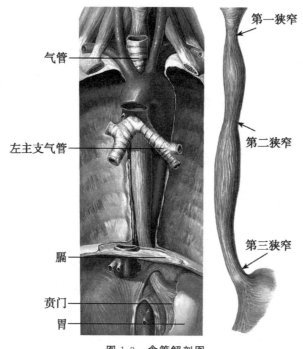

图 1-3　食管解剖图

(四)X 线表现

食管钡餐造影是检查该病的主要方法之一。壁间型:肿瘤在腔内或同时向腔外生长,并可同时向两侧生长。切线位表现为向腔内凸出的半圆形或分叶状,边缘锐利的充盈缺损,病变区与正常食管分界清楚,呈弧状压迹并呈锐角;正位肿瘤表现为圆形充盈缺损。当钡剂通过后,肿瘤周围为钡剂环绕,在肿瘤上下缘呈弓状或环状影,称为"环形征",为本病之典型表现。向壁外生长:体积较大,可造成纵隔内软组织肿块,后者与食管内的充盈缺损范围相符,肿块可误认为纵隔肿瘤。肿瘤区黏膜皱襞撑平消失,可见"涂布征",肿瘤周围黏膜皱襞正常,部分肿瘤表面可见不规则龛影(图 1-4)。纤维食管镜检查是检查该病重要方法,但食管镜检查给患者带来一定痛苦,且禁忌证较多,一般在钡餐检查确定病变位置但对其良恶性征象不明确时可通过食管镜检查,必要时可取样活检。

二、食管癌

(一)概述

食管癌系指由食管鳞状上皮或腺上皮的异常增生所形成的恶性病变。其发展一般经过上皮不典型增生、原位癌、浸润癌等阶段。食管鳞状上皮不典型增生是食管癌的重要癌前病变,由不典型增生到癌变一般需要几年甚至十几年。长期不良的生活或饮食习惯可能是导致食管癌发生的元凶。

(二)临床表现与病理基础

食管癌起病隐匿,早期可无症状。部分患者有食管内异物感,或食物通过时缓慢或有哽噎感。也可表现为吞咽时胸骨后烧灼、针刺样或牵拉样痛。进展期食管癌则常因咽下困难就诊,吞咽困难呈进行性发展,甚至完全不能进食。常伴有呕吐、上腹痛、体重减轻等症状。病变晚期因长期摄食不足可伴有明显的营养不良、消瘦、恶病质,并可出现癌转移、压迫等并发症。

早期食管癌可分为隐伏型、糜烂型、斑块型和乳头型,其中以斑块型为最多见。中晚期食管癌可分为 5 型,即髓质型、蕈伞型、溃疡型、缩窄型和未定型。我国鳞状细胞癌约占 90%,少数为腺癌。

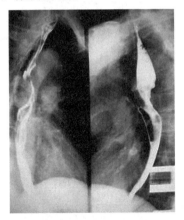

图 1-4　食管平滑肌瘤钡餐影像表现

(三)X 线表现

食管钡餐造影对食管癌有较特异性征象,因此诊断率较高。增生型以充盈缺损为主;浸润型以环形狭窄为主要征象;溃疡型多见不规则龛影;混合型则具有多种特征。检查时常见病变近端扩张,破入纵隔或与支气管相通者,可见累及部位的相关影像学改变。对早期食管癌 X 线表现为食管黏膜皱襞紊乱、中断,管壁局限性僵硬、蠕动中断,钡剂流经时速度减慢,病变处出现小的充盈缺损及小龛影等;较晚期食管癌表现食管较明显不规则狭窄,黏膜紊乱、中断及破坏消失,充盈缺损明显,形态多样龛影(图 1-5~图 1-8)。

三、食管炎性疾病

(一)概述

食管炎是指食管黏膜浅层或深层组织由于受到不正常的刺激,食管黏膜发生水肿和充血而引发的炎症,可分为原发性与继发性食管炎。按病理学可分成两大类。

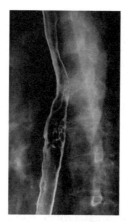

图 1-5　早期食管癌(小结节积簇型)钡餐造影影像表现

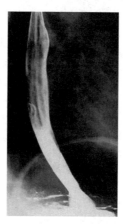

图 1-6　隆起型早期食管癌钡餐造影影像表现

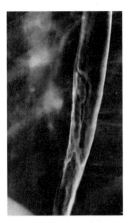

图 1-7　溃疡型早期食管癌钡餐造影影像表现

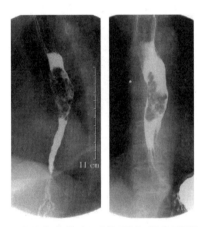

图 1-8　进展期食管癌(肿块型)钡餐造影影像表现

1.急性食管炎

(1)单纯性卡他性炎:常因食入刺激性强的或高温食物引起。

(2)化脓性炎:多继发于食管憩室引起的食物潴留、腐败、感染,或形成脓肿,或沿食管壁扩散造成蜂窝织炎,进而可继发纵隔炎、胸膜炎与脓胸。

(3)坏死性食管炎:强酸强碱等化学腐蚀剂可造成食管黏膜坏死及溃疡形成,愈合后可引起瘢痕狭窄。此外,还可由某些传染病如伤寒、猩红热、白喉等的炎症病变波及食管黏膜所致。

2.慢性食管炎

(1)单纯性慢性食管炎:常由于长期摄入刺激性食物,重度吸烟,食管狭窄致食物潴留与慢性淤血等引起。病理变化常呈现食管上皮局限性增生与不全角化,还可形成黏膜白斑。

（2）反流性食管炎：是由于胃液反流至食管，引起食管下部黏膜慢性炎性改变。

（3）Barrett食管炎：慢性反流性食管炎可引起食管下段黏膜的鳞状上皮被胃黏膜柱状上皮所取代，成为Barrett食管，该处可发生溃疡或癌变（Barrett食管腺癌）。

（二）临床表现与病理基础

食管炎症状主要是以吞咽疼痛、困难、胸口灼热及胸骨后疼痛居多，当食管炎严重时可引起食管痉挛及食管狭窄。急性腐蚀性食管炎系因吞服了强酸、强碱等化学腐蚀剂而造成食管严重损伤所引起的炎症。早期症状为流涎、呕吐、发热及吞咽疼痛和困难，胸骨后和剑突下疼痛，约经2周上述症状渐消失，烧伤后期（约1个月后）再度出现吞咽困难，并有逐渐加重的趋势，出现部分或完全性食管梗阻。同时可能伴有咳嗽、发热等呼吸道吸入性感染的症状。

食管黏膜接触腐蚀剂后，数小时至24分钟内食管产生急性炎症反应，食管黏膜高度水肿，表面糜烂，多伴渗出物、出血及坏死组织，由于组织高度水肿和痉挛等造成食管早期梗阻。水肿一般在3天后开始消退，数天至2～3周为炎症反应消退时期，3周后开始瘢痕形成，食管逐步收缩变窄，可造成食管狭窄，严重者食管壁全部被纤维组织代替，并与周围组织粘连。

临床表现通常为胸骨后或心窝部疼痛，轻者仅为灼热感，重者为剧烈刺痛。疼痛常在食物通过时诱发或加重，有时头低位如躺下或向前弯腰也能使疼痛加重。疼痛可放射至背部。早期由于炎症所致的局部痉挛，可出现间歇性咽下困难和呕吐。后期由于纤维瘢痕所致的狭窄，可出现持续性吞咽困难和呕吐。

病理改变急性期为黏膜充血、水肿，易出血，形成糜烂和表浅溃疡；慢性期病变可深达肌层，引起黏膜下层内纤维组织增生，黏膜面可呈轻度息肉样变。纤维收缩可形成食管管腔狭窄和食管缩短。

（三）X线表现

1.急性食管炎

X线检查应在急性炎症消退后，患者能吞服流质方可作食管造影检查。如疑有食管瘘或穿孔，造影剂可流入呼吸道，最好采用碘油造影。依据病变发展分为如下几种。①急性期（1～3天）：因黏膜水肿、出血，管壁蠕动减弱或消失，可产生阵发性痉挛；因黏膜脱落，造影剂在黏膜面附着不好，并可见不规则浅钡斑。②中期（3～10天）：食管呈收缩、狭窄状态，不能扩张；可见多发浅或深之溃疡，黏膜皱襞紊乱。③晚期：主要表现为管腔狭窄，其范围一般较长，也可以生理性狭窄部位为主,造影剂难以通过;食管缩短,狭窄以上可见扩张;狭窄部分可见溃疡龛影或有假性憩室形成(图1-9)。

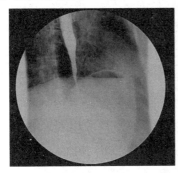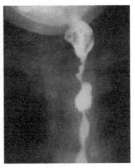

图1-9　腐蚀性食管炎 X 线影像表现

2.慢性食管炎

反流性食管炎早期食管钡餐造影可能无明显异常,或可见食管下段轻微痉挛改变,偶见锯齿状第三收缩波,可见黏膜充血、水肿。中期,表面糜烂,浅表溃疡,食管壁毛糙,可见针尖状钡点,小龛影。晚期,可出现食管管腔狭窄,狭窄段与正常段分界不清,管壁不光整、僵硬,部分可出现滑动性食管裂孔疝征象(图1-10、图1-11)。胃-食管闪烁显像表现:此法可估计胃-食管的反流量在患者腹部缚上充气腹带,空腹口服含有 300 μCi ^{99m}Tc-Sc 的酸化橘子汁溶液 300 mL(内含橘子汁 150 mL 和 0.1 mol/L HCl 150 mL),并再饮冷开水 15～30 mL 以清除食管内残留试液,直立显像。正常人 10～15 分钟后胃以上部位无放射性存在,否则则表示有胃食管反流(GER)存在。此法的敏感性与特异性约 90%。

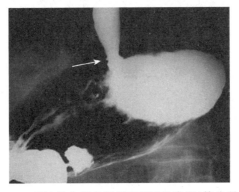

图1-10　反流性食管炎钡餐造影影像表现(箭头所示)

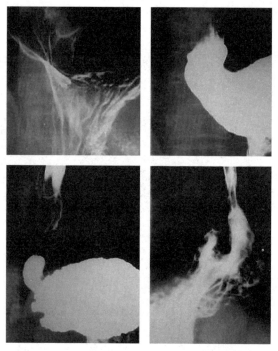

图 1-11　短食管型食管裂孔疝钡餐造影影像表现

四、贲门失弛缓症

(一)概述

贲门失弛缓症,此病过去曾称为贲门痉挛,是由于食管贲门部的神经肌肉功能障碍所致的食管功能性疾病。其主要特征是食管缺乏蠕动,食管下端括约肌高压和对吞咽动作的松弛反应减弱。功能性狭窄和食管病理性扩张可同时存在。本病为一种少见病(估计每 10 万人中仅 1 人),可发生于任何年龄,但最常见于 20～39 岁的年龄组。儿童少见,在男女性别上差异不大。

(二)临床表现与病理基础

主要为吞咽困难、胸骨后疼痛、食物反流以及因食物反流误吸入气管所致咳嗽、肺部感染等症状。其中,无痛性吞咽困难是本病最常见最早出现的症状。食管扩张严重时可引起心悸、呼吸困难等压迫症状。食管贲门失弛缓症为食管下段肌壁的神经节细胞变性、减少,妨碍了正常神经冲动的传递,而致食管下端贲门部不能松弛。

(三)X 线表现

表现为食管自下而上呈漏斗状或鸟嘴状,边缘光滑,黏膜皱襞正常,钡剂通过贲门受阻,呈间歇性流入,狭窄段以上食管不同程度扩张,食管蠕动减弱或消失,第三收缩波频繁出现。需与食管下段占位性病变相鉴别(图 1-12)。

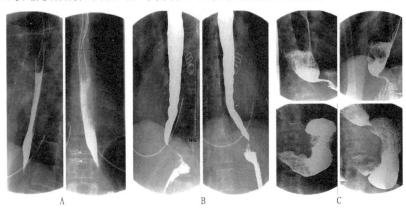

图 1-12　贲门失弛缓症钡餐造影影像表现

A.轻度;B.中度;C.重度

第三节　气管与支气管疾病 X 线诊断

一、气管与支气管炎

(一)概述

气管与支气管炎是由生物、物理、化学刺激或过敏等因素引起的气管与支气管黏膜炎症。临床症状主要为咳嗽和咳痰。可分为急性与慢性两种。

(二)局部解剖

气管起于环状软骨下缘(平第 6 颈椎体下缘),向下至胸骨角平面(平第 4 胸椎体下缘),分为左、右主支气管,其分叉处称气管权。左主支气管细而长,嵴下角大,斜行。右主支气管短而粗,嵴下角小,走行较直。主支气管进入肺门后,左主支气管分上、下两支,右主支气管分上、中、下 3 支,进入相应的肺叶,称肺叶支气管。肺叶支气管再分支即肺段支气管(图 1-13)。

(三)临床表现与病理基础

急性气管与支气管炎起病急,通常全身症状较轻,可有发热。初为干咳或少量黏液痰,随后痰量增多,咳嗽加剧,偶伴血痰。听诊可闻及散在干、湿啰音,咳嗽后减少或消失。呼吸道表现在 2～3 周消失,如反复发生或迁延不愈,可发展为慢性支气管炎。慢性支气管炎以咳嗽、咳痰为主要症状,患者每年发病持续 3 个月,连续 2 年或 2 年以上,并除外引起慢性咳嗽、咳痰的其他疾病。急性气管与支气管炎:气管、支气管黏膜充血水肿,淋巴细胞和中性粒细胞浸润;同时可伴纤毛上皮细胞损伤脱落;黏液腺体肥大增生。

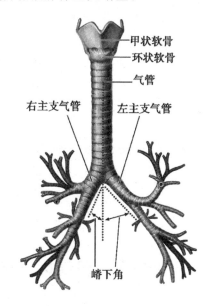

图 1-13　支气管树解剖图

(四)X 线表现

早期 X 线检查阴性,当病变发展到一定阶段,胸片上可出现某些异常征象,主要表现为肺纹理增多、增粗、增强、紊乱、扭曲及变形。由于支气管增厚,当其走行与 X 线垂直时可表现为平行的线状致密影,即"轨道征"。肺组织的纤维化表现为条索状或网状阴影。弥漫性肺气肿表现为肺野透亮度的增加,肋间隙增宽,心脏垂直,膈低平。小叶中心性肺气肿表现为肺透亮度不均匀,或形成肺大泡。肺组织的纤维化也可导致肺动脉压力过高,累及心脏,使肺动脉段隆凸、右心室肥厚增大(图 1-14)。

二、支气管扩张

(一)概述

支气管扩张为较常见的慢性呼吸道疾病,是指支气管管腔超过正常范围的永久性或不可逆转性改变。分先天性和继发性两种,以后者居多。继发性支气管扩张大多继发于急、慢性呼吸道感染和支气管阻塞后,反复发生支气管炎症,致使支气管壁结构破坏,引起支气管异常和持久性扩张。

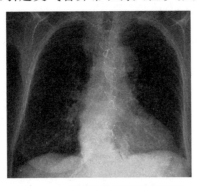

图 1-14　支气管炎 X 线影像表现

双肺纹理增多、增强、增粗、紊乱

(二)临床表现与病理基础

主要为慢性咳嗽、咳大量脓痰、反复咯血、反复肺部感染和慢性感染中毒症状等,其严重度可用痰量估计:轻度,<10 mL/d;中度,10～150 mL/d;重度,>150 mL/d。50%～70%的患者有程度不等的咯血,咯血量与病情严重程度、病变范围有时不一致。患者反复感染常表现为同一肺段反复发生肺炎并迁延不愈。早期或干性支气管扩张可无异常肺部体征,病变重或继发感染时常可闻及下胸部、背部固定而持久的局限性粗湿啰音,有时可闻及哮鸣音。支气管扩张常常是位于段或亚段支气管管壁的破坏和炎性改变,受累管壁的结构,包括软骨、肌肉和弹性组织破坏被纤维组织替代。

肉眼可见支气管壁明显增厚,伴有不同程度的变形,管腔可呈囊、柱状或梭状扩张。扩张的管腔内常有黏液充塞、黏膜明显炎症及溃疡,支气管壁有不同程度破坏及纤维组织增生。镜下可见支气管壁淋巴细胞浸润或淋巴样结节,黏液腺及淋巴细胞非常明显。支气管黏膜的柱状上皮常呈鳞状上皮化生。支气管壁有不同程度的破坏,甚至不能见到正常结构,仅见若干肌肉及软骨碎片。管壁上有中性粒细胞浸润,周围肺组织常有纤维化、萎陷或肺炎等病理基础。一般炎性支气管扩张多见于下叶。由于左侧总支气管较细长,与气管的交叉角度近于直角,因此痰液排出比右侧困难,特别是舌叶和下叶基底段更是易于引流不畅,导致继发感染,伴随支气管行走的肺动脉可有血栓形成,有的已重新沟通。支气管动脉也可肥厚、扩张。支气管动脉及肺动脉间的吻合支明显增多。病变进展严重时,肺泡毛细血管广泛破坏,肺循环阻力增加,最后可并发肺源性心脏病,甚至心力衰竭。

（三）X线表现

支气管扩张在透视或平片肺部可无异常表现,有的表现为肺纹理增多、紊乱或呈网状、蜂窝状,还可见支气管管径明显增粗的双轨征或者不规则的杵状致密影。扩张的支气管表现为多发薄壁囊状空腔阴影,其内常有液平面。病变区可有肺叶或肺段范围肺不张,表现为密度不均的三角致密影,其内可见柱状、囊状透光区及肺纹理聚拢。继发感染时显示小片状和斑点状模糊影,或大片密度增高影,常局限于扩张部位。经治疗可以消退,易反复发作。因此,支气管扩张、肺部感染、肺不张三者常并存,且互为因果(图1-15)。

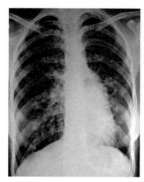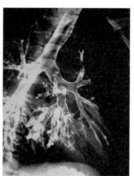

图1-15　支气管囊状扩张X线影像表现

三、先天性支气管囊肿

（一）概述

先天性支气管囊肿是胚胎发育时期气管支气管树分支异常的罕见畸形,分为纵隔囊肿、食管壁内囊肿和支气管囊肿。可为单发或多发,大小可从数毫米至一厘米甚至占据一侧胸廓的1/3～1/2。可因对周围结构的压迫产生症状。

（二）临床表现与病理基础

婴幼儿的纵隔囊肿可压迫大气道引起呼吸困难,哮鸣或持续性咳嗽,运动时明显加重。一些成人的纵隔支气管囊肿可长到很大而没有症状。出现的症状或体征大多数是由于继发感染引起,或者由囊肿压迫周围组织或器官引起。

胚芽发育障碍发生在气管或主支气管分支阶段形成的囊肿。位于纵隔内,称为支气管囊肿;发生在小支气管分支阶段的发育障碍形成的囊肿,多数位于肺组织内,称为肺囊肿。支气管肺囊肿多见于下叶,两肺分布均等;纵隔支气管囊肿大多位于隆突附近,通过蒂与一侧支气管相连,通常为孤立性,后纵隔多见,中纵隔次之,上纵隔最少。囊肿为单房或多房,薄壁,内覆呼吸性上皮,通常充满黏液样物质。囊壁可含黏液腺、软骨、弹性组织和平滑肌。

(三)X线表现

单发囊肿一般下叶比上叶多见,而多发囊肿可见一叶、一侧或者双侧肺。

1.含液囊肿

呈圆形、椭圆形或分叶状;高密度影,密度均匀,出血者可见钙化;边缘光滑锐利,有时囊壁可见弧形钙化,周围肺组织清晰;深呼、吸气相囊肿形态大小可改变;邻近胸膜无改变。

2.含气囊肿

薄壁环状透亮影,囊肿壁厚度1 mm左右;囊肿越大壁越薄;囊壁内外缘光滑且厚度均匀一致;透视下或呼吸相摄片,可见其大小和形态有改变;与支气管相通处活瓣性阻塞,则形成张力性含气囊,同侧肺纹理受压集中,且被推向肺尖或肋膈区,纵隔向健侧移位;有时含气囊肿可见有间隔,表现为多房性。

3.液气囊肿

囊肿内可见液气平面;感染后囊壁增厚;反复感染后囊壁可有纤维化改变;并发感染则在其周围可见斑片状浸润影,与周围肺组织发生粘连,可使其形态不规则;位于叶间胸膜附近的肺囊肿感染时,可见局部叶间胸膜增厚。

4.多发性肺囊肿

多见于一侧肺;多为含气囊肿,大小不等,占据整侧肺时,称为蜂窝肺或囊性肺;少数可见小的液平面,立位可见高低不平的多个液平面;囊壁薄而边缘锐利,感染后囊壁可增厚且模糊;通常伴有胸膜增厚;肺体积减小(图1-16)。

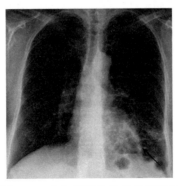

图1-16 支气管囊肿X线影像表现

左下肺多发囊状影(箭头所示),内见液平

四、气管、支气管异物

(一)概述

气管、支气管异物为临床常见急症。异物可存留在喉咽腔、喉腔、气管和支气管内,引起声嘶、呼吸困难等,右支气管较粗短,故异物易落入右主支气管。本病75%发生于2岁以下的儿童。

(二)临床表现与病理基础

异物所在部位不同,可有不同的症状。①喉异物:异物进入喉内时,出现反射性喉痉挛而引起吸气性呼吸困难和剧烈的刺激性咳嗽,如异物停留于喉入口,则有吞咽痛或咽下困难;如异物位于声门裂,大者出现窒息,小者出现呛咳及声嘶、呼吸困难、喉鸣音等;如异物为小膜片状贴于声门下,则可只有声嘶而无其他症状;尖锐异物刺伤喉部可发生咯血及皮下气肿。②气管异物:异物进入气道立即发生剧烈呛咳,并有憋气、呼吸不畅等症状;随着异物贴附于气管壁,症状可暂时缓解;若异物轻而光滑并随呼吸气流在声门裂和支气管之间上下活动,可出现刺激性咳嗽,闻及拍击音;气管异物可闻及哮鸣音,两肺呼吸音相仿;如异物较大,阻塞气管,可致窒息;此种情况危险性较大,异物随时可能上至声门引起呼吸困难或窒息。③支气管异物:早期症状和气管异物相似,咳嗽症状较轻;植物性异物,支气管炎症多较明显即咳嗽、多痰;呼吸困难程度与异物部位及阻塞程度有关;大支气管完全阻塞时,听诊患侧呼吸音消失;不完全阻塞时,可出现呼吸音降低。

(三)X线表现

气管、支气管异物在影像学中的具体表现,通常会和异物形状、大小以及异物性质、停滞时间、感染与否等因素息息相关。

1.直接征象

金属、石块及牙齿等不透X线的异物在胸部X线片上可显影。根据阴影形态可判断为何种异物。正位及侧位胸片能准确定位。密度低的异物在穿透力强的正位胸片、斜位胸片及支气管体层片上引起气道透亮阴影中断。间接征象:非金属异物在X线上不易显示,根据异物引起的间接征象而诊断。

2.气管内异物

异物引起呼气性活瓣梗阻时,发生阻塞性肺气肿,使两肺含气增多。由于吸气时进入肺内的气体比正常情况少,胸腔负压增大,引起回心血量增多,故心脏阴影增大,同时膈肌上升。呼气时因气体不能排除,胸内压力增高,使心影变小,膈下降。这些表现与正常情况相反。

3.主支气管异物

表现如下。①一侧肺透光度增高:呼气性活瓣阻塞时患侧透明度升高,肺血管纹理变细。②纵隔摆动:透视或者拍摄呼、吸气相两张对比判断,呼气性活瓣阻塞时纵隔在呼气相向健侧移位,吸气时恢复正常位置;吸气性活瓣阻塞时纵隔在吸气相向患侧移位,呼气时恢复正常位置。③阻塞性肺炎和肺不张:支气管阻塞数小时后可发生小叶性肺炎,较长时间的阻塞后发生肺不张;阻塞性肺炎表现为斑片状阴影,肺纹理增粗、密集、模糊;肺不张后,肺体积缩小,呈致密阴影;长期肺不张引起支气管扩张和肺纤维化,使阴影的密度不均匀。④其他改变:肺泡因剧烈咳嗽时内压增高而破裂,肺间质内有气体进入发生间质性肺气肿,气体沿间质间隙进入纵隔而发生纵隔气肿,表现为纵隔旁带状低密度影,继之发生颈部气肿;面、头、胸部皮下气肿。气体从纵隔破入胸腔发生气胸。

4.肺叶支气管异物

早期为阻塞性肺炎,为反复发生或迁延不愈的斑片状阴影。发生肺不张后肺体积缩小、密度增高,病变发生在相应的肺叶内(图 1-17)。

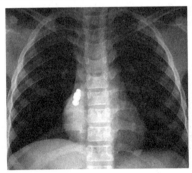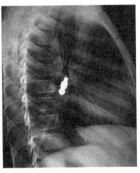

图 1-17 右侧中间段支气管异物 X 线影像表现

第四节 肺实质性病变 X 线诊断

一、肺水肿

(一)概述

肺水肿是指由于某种原因引起肺内组织液的生成和回流平衡失调,使大量组织液在很短时间内不能被肺淋巴和肺静脉系统吸收,从肺毛细血管内外渗,积聚在肺泡、肺间质和细小支气管内,从而造成肺通气与换气功能严重障碍。在临床上表现为极度的呼吸困难,端坐呼吸,发绀,大汗淋漓,阵发性咳嗽伴大量白色或粉红色泡沫痰,双肺布满对称性湿啰音。分为心源性和非心源性两大类。本病可严重影响呼吸功能,是临床上较常见的急性呼吸衰竭的病因。

(二)临床表现与病理基础

肺水肿间质期,患者常有咳嗽、胸闷,轻度呼吸浅速、急促,查体可闻及两肺哮鸣音。肺水肿液体渗入肺泡后,患者可表现为面色苍白、发绀、严重呼吸困难、咳大量白色或血性泡沫痰,两肺满布湿啰音。

肉眼可见肺表面苍白,含水量增多,切面有大量液体渗出。显微镜下观察,可将其分为间质期、肺泡壁期和肺泡期。间质期是肺水肿的最早表现,液体局限在肺泡外血管和传导气道周围的疏松结缔组织中,支气管、血管周围腔隙和叶间隔增宽,淋巴管扩张。液体进一步潴留时,进入肺泡壁期。液体蓄积在厚的肺泡毛细血管膜一侧,肺泡壁进行性增厚。发展到肺泡期时,可见充满液体的肺泡壁丧失了环形结构,出现褶皱。无论是微血管内压力增高还是通透性增加引起的肺水肿,肺泡腔内液体的蛋白均与肺间质内相同,提示表面活性物质破坏,而且上皮丧失了滤网能力。

(三)X 线表现

间质性肺水肿 X 线主要表现肺静脉影增粗,肺门影变大、变模糊,可见 Kerley 线征,肺叶间裂增厚等;肺泡性肺水肿表现为两肺可见大片状模糊影,多位于肺中心部或基底部,以及可见"蝶翼征",可伴少量胸腔积液,肺泡性肺水肿病变动态变化大。急性呼吸窘迫综合征引起的肺水肿 X 线表现通常为散在片状模糊影,随病变发展融合成大片毛玻璃样影或实变影,广泛肺影密度增高称为"白肺",对复张性肺水肿、神经性肺水肿结合病史即可做出诊断(图 1-18)。

二、肺气肿

(一)概述

肺气肿是指终末细支气管远端的气道弹性减退,过度膨胀、充气和肺容积增大或同时伴有气道壁破坏的病理状态。按其发病原因肺气肿有如下几种类型:老年性肺气肿,代偿性肺气肿,间质性肺气肿,灶性肺气肿,旁间隔性肺气肿,阻塞性肺气肿。

(二)临床表现与病理基础

临床表现症状轻重视肺气肿程度而定。早期可无症状或仅在劳动、运动时感到气短,随着肺气肿进展,呼吸困难程度随之加重,以至稍一活动甚或完全休息时仍感气短。此外,尚可感到乏力、体重下降、食欲减退、上腹胀满。除气短外还有咳嗽、咳痰等症状。典型肺气肿者胸廓前后径增大,呈桶状胸,呼吸运动减弱,语音震颤减弱,叩诊过清音,心脏浊音界缩小,肝浊音界下移,呼吸音减低,有时可听到干、湿啰音,心率增快,心音低远,肺动脉第二心音亢进。

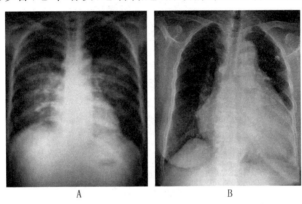

图 1-18 肺水肿 X 线表现

A.肺泡性肺水肿 X 线影像表现"蝶翼征";B.间质性肺水肿 X 线影像表现

肺气肿按解剖组织学部位分为肺泡性肺气肿和间质性肺气肿;肺泡性肺气肿按发生部位又可细分为腺泡中央型、腺泡周围型、全腺泡型肺气肿。腺泡中央型指肺腺泡中央区的呼吸细支气管呈囊状扩张,肺泡管及肺泡囊无明显改变;腺泡周围型则是肺泡管及肺泡囊扩张,而呼吸细支气管未见异常改变,从呼吸细支气管至肺泡囊及肺泡均扩张即是全腺泡型肺气肿。肺内陈旧瘢痕灶邻近发生的瘢痕旁若肺气肿囊腔超过 2 cm,累及小叶间隔称为肺大泡。间质性肺气肿是因肺内压骤然升高,气体从破裂的肺泡壁或支气管管壁进入肺间质,在肺膜下或下叶间隔内形成小气泡,气泡可扩散至肺门、纵隔,甚至颈胸部皮下软组织内。

(三)X 线表现

X 线主要表现为肺野扩大,肺血管纹理变疏变细,肺透亮度增加,肋间隙增宽,纵隔向一侧偏移,横膈下移,心缩小等,侧位像显示胸腔前后径增大(图 1-19)。

三、Wegener 肉芽肿

(一)概述

Wegener 肉芽肿是一种坏死性肉芽肿性血管炎,属自身免疫性疾病。该病在 1931 年由 Klinger 首次描述,在 1936 年由 Wegener 进一步作了病理学的描述。该病男性略多于女性,从儿童到老年人均可发病,未经治疗的 Wegener 肉芽肿病死率可高达 90％以上,经激素和免疫抑制剂治疗后,Wegener 肉芽肿的预后明显改善。尽管该病有类似炎性的过程,但尚无独立的致病因素,病因至今不明。

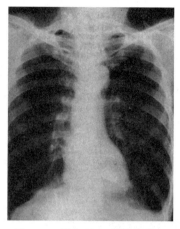

图 1-19　肺气肿 X 线影像表现

(二)临床表现与病理基础

Wegener 肉芽肿临床表现多样,可累及多系统。典型的 Wegener 肉芽肿有三联征,为上呼吸道、肺和肾病变。可以起病缓慢,持续一段时间,也可表现为快速进展性发病。病初症状包括发热、疲劳、抑郁、食欲缺乏、体重下降、关节痛、盗汗、尿色改变和虚弱。其中发热最常见。大部分患者以上呼吸道病变为首发症状。通常表现是持续地流鼻涕,而且不断加重。肺部受累是本病基本特征之一,约 50％的患者在起病时即有肺部表现,总计 80％以上的患者将在整个病程中出现肺部病变。胸闷、气短、咳嗽、咯血及胸膜炎是最常见的症状。大部分病例有肾脏病变,出现蛋白尿,红、白细胞及管型尿,严重者伴有高血压和肾病综合征,最终可导致肾衰竭,是 Wegener 肉芽肿的重要死因之一。

全身系统和脏器均可受累,病理特点有呼吸道上部(鼻、鼻窦炎,鼻咽部、鼻中隔为主)或下部(气管、支气管及肺)坏死性肉芽肿性病变,小血管管壁纤维素样变,全层有单核细胞、上皮样细胞和多核巨细胞浸润,病变严重时可侵犯骨质引起破坏。肺部可见空洞形成。肉芽肿也见于上颌骨、筛骨、眼眶等处,广泛的血管炎引起的梗死及溃疡造成鞍状鼻畸形,眼球突出等。肾脏病变呈坏死性肾小球肾炎的改变。全身性灶性坏死性血管炎,主要侵犯小动脉、细动脉、小静脉、毛细血管及其周围组织,血管壁有多形核细胞浸润,纤维蛋白样变性,肌层及弹力纤维破坏,管腔中血栓形成,管壁坏死,形成小动脉瘤、出血等。

（三）X 线表现

肺野内单发或多发大小不等类圆形影或团状影,少数为粟粒型。多分布于两肺中下野及肺尖部。球形病灶可出现肉芽肿坏死、液化而形成空洞,厚薄不规则,可为单房或多房。肺浸润病变多表现大小不一边缘模糊斑片状影。以上表现可同时存在,可伴有胸腔积液、肺不张、肺梗死或气胸等(图 1-20)。

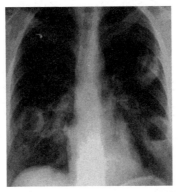

图 1-20　Wegener 肉芽肿 X 线影像表现

四、肺泡蛋白质沉积症

（一）概述

肺泡蛋白质沉积症(pulmonary alveolar proteinosis,PAP)是以肺泡和细支气管腔内充满 PAS 染色阳性、来自肺的富磷脂蛋白质物质为其特征。好发于青中年,男性发病率约 3 倍于女性。病因未明,可能与免疫功能障碍(如胸腺萎缩、免疫缺损、淋巴细胞减少等)有关。

（二）临床表现与病理基础

发病多隐袭,典型症状为活动后气急,以后进展至休息时亦感气急,咳白色或黄色痰、乏力、消瘦。继发感染时,有发热、脓性痰。少数病例可无症状,仅 X 线有异常表现。呼吸功能障碍随着病情发展而加重,呼吸困难伴发绀亦趋严重。

肉眼肺大部分呈实变,胸膜下可见黄色或黄灰色结节,切面有黄色液体渗出。镜检示肺泡及细支气管内有嗜酸性 PAS 强阳性物质充塞,是Ⅱ型肺泡细胞产生的表面活性物质磷脂与肺泡内液体中的其他蛋白质和免疫球蛋白的结合物,肺泡隔及周围结构基本完好。电镜可见肺泡巨噬细胞大量增加,吞噬肺表面活性物质,胞质肿胀,呈空泡或泡沫样外观。

（三）X 线表现

典型表现为从两肺弥漫且基本对称的由肺门向外放散的弥漫细小的羽毛状

或结节状阴影,呈"蝶翼"状,类似肺泡性肺水肿;可表现两肺弥漫性颗粒状致密影,融合成斑片状,边缘模糊;可因支气管沉积物阻塞表现节段性肺不张、肺气肿等(图1-21)。

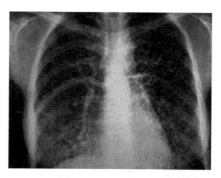

图 1-21　肺泡蛋白沉积症 X 线影像表现

第五节　胸部感染性疾病 X 线诊断

一、大叶性肺炎

(一)概述

病原体先在肺泡引起炎症,经肺泡间孔向其他肺泡扩散,致使部分肺段或整个肺段、肺叶发生炎症改变。典型者表现为肺实质炎症,通常并不累及支气管。致病菌多为肺炎链球菌。

(二)局部解剖

肺位于胸腔内,在膈肌的上方、纵隔的两侧。肺的表面被覆脏胸膜,透过胸膜可见许多呈多角形的小区,称肺小叶,其发炎称小叶性肺炎。正常肺呈浅红色,质柔软呈海绵状,富有弹性。成人肺的重量约等于自己体重的 1/50,男性平均为 1 000～1 300 g,女性平均为 800～1 000 g。健康男性成人两肺的空气容量为 5 000～6 500 mL,女性小于男性。

两肺外形不同,右肺宽而短,左肺狭而长。肺呈圆锥形,包括一尖、一底、三面、三缘。肺尖钝圆,经胸廓上口伸入颈根部,在锁骨中内 1/3 交界处向上突至锁骨上方达 2.5 cm。肺底坐于膈肌上面,受膈肌压迫肺底呈半月形凹陷。肋面与胸廓的外侧壁和前、后壁相邻。纵隔面即内侧面与纵隔相邻,其中央有椭圆形凹陷,称肺门。膈面即肺底,与膈相毗邻。前缘为肋面与纵隔面在前方的移行处,前缘角锐利,左肺前缘下部有心切迹,切迹下方有一突起称左肺小舌。后缘为肋面与纵隔面在后方的移行处,位于脊柱两侧的肺沟中。下缘为膈面与肋面、纵隔面的移行处,其位置随呼吸运动而显著变化。

肺借叶间裂分叶,左肺的叶间裂为斜裂,由后上斜向前下,将左肺分为上、下两叶。右肺的叶间裂包括斜裂和水平裂,它们将右肺分为上、中、下三叶。肺的表面有毗邻器官压迫形成的压迹或沟。如两肺门前下方均有心压迹;右肺门后方有食管压迹,上方是奇静脉沟;左肺门上方毗邻主动脉弓,后方有胸主动脉(图1-22)。

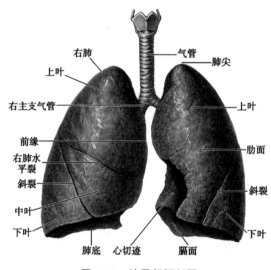

图1-22　肺局部解剖图

(三)临床表现与病理基础

起病急骤,寒战、高热、胸痛、咳嗽、咳铁锈色痰。早期肺部体征无明显异常,重症者可有呼吸频率增快、鼻翼扇动、发绀等。实变期可有典型体征,如患侧呼吸运动减弱,语颤增强,叩诊浊音,听诊呼吸音减低,有湿啰音或病理性支气管呼吸音。

大叶性肺炎病变主要为肺泡内的纤维素性渗出性炎症。一般只累及单侧肺,以下叶多见,也可先后或同时发生于两个以上肺叶。典型的自然发展过程大致可分为四个期:①充血水肿期,主要见于发病后1～2天。肉眼观,肺叶肿胀、充血,呈暗红色,挤压切面可见淡红色浆液溢出。镜下,肺泡壁毛细血管扩张充血,肺泡腔内可见浆液性渗出物,其中见少量红细胞、嗜中性粒细胞、肺泡巨噬细胞。渗出物中可检出肺炎链球菌,此期细菌可在富含蛋白质的渗出物中迅速繁殖。②红色肝变期,一般为发病后的3～4天进入此期。肉眼观,受累肺叶进一步肿大,质地变实,切面灰红色,较粗糙。胸膜表面可有纤维素性渗出物。镜下,肺泡壁毛细血管仍扩张充血,肺泡腔内充满含大量红细胞、一定量纤维素、少量嗜中性粒细胞和巨噬细胞的渗出物,纤维素可穿过肺泡间孔与相邻肺泡中的纤维素网相连,有利于肺泡巨噬细胞吞噬细菌,防止细菌进一步扩散。③灰色肝变期,见于发病后的第5～6天。肉眼观,肺叶肿胀,质实如肝,切面干燥粗糙,由于此期肺泡壁毛细血管受压而充血消退,肺泡腔内的红细胞大部分溶解消失,而纤维素渗出显著增多,故实变区呈灰白色。镜下,肺泡腔渗出物以纤维素为主,纤维素网中见大量嗜中性粒细胞,红细胞较少。肺泡壁毛细血管受压而呈贫血状态。渗出物中肺炎链球菌多已被消灭,故不易检出。④溶解消散期,发病后1周左右,随着机体免疫功能的逐渐增强,病原菌被巨噬细胞吞噬、溶解,嗜中性粒细胞变性、坏死,并释放出大量蛋白溶解酶,使渗出的纤维素逐渐溶解,肺泡腔内巨噬细胞增多。溶解物部分经气道咳出,或经淋巴管吸收,部分被巨噬细胞吞噬。肉眼观,实变的肺组织质地变软,病灶消失,渐近黄色,挤压切面可见少量脓样浑浊的液体溢出。病灶肺组织逐渐净化,肺泡重新充气,由于炎症未破坏肺泡壁结构,无组织坏死,故最终肺组织可完全恢复正常的结构和功能。

(四)X 线分期

大叶性肺炎的病理改变可分为4期,即充血期、红色肝样变期、灰色肝样变期、消散期。X线表现与病理分期有密切关系,但往往比临床症状出现得晚,主要表现为不同形式及范围的渗出与实变。充血期:肺泡尚充气,往往无明显异常X线征象。实变期:小片状及大片状均匀性致密影,与肺叶轮廓大致相符,其内有时见"空气支气管征",病变边界模糊,邻近叶间裂时可见明显边界。消散期:病变密度逐渐减低,可呈大小不一的斑片样模糊影,进一步吸收后出现条索状阴影,直至吸收完全后恢复正常,部分不吸收发展为机化性肺炎(图1-23)。

二、支气管肺炎

(一)概述

病原体经支气管入侵,引起细支气管、终末细支气管及肺泡的炎症,常继发于其他疾病。其病原体有肺炎链球菌、葡萄球菌、病毒、肺炎支原体及军团菌等。

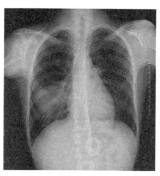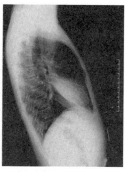

图 1-23　大叶性肺炎 X 线影像表现

可见大片状高密度影

(二)临床表现与病理基础

主要为发热、咳嗽、呼吸困难和发绀,全身中毒症状,肺部可闻及中、小湿啰音等。重症者,以上症状体征明显加重,可有呼吸衰竭、心力衰竭、中毒性脑病、脱水性酸中毒、中毒性肠麻痹、中毒性肝炎,还可并发脓胸、脓气胸、肺脓肿、肺大泡和败血症等。

病理可分为一般性和间质性两大类。一般性支气管肺炎主要病变散布在支气管壁附近的肺泡,支气管壁仅黏膜发炎。肺泡毛细血管扩张充血,肺泡内水肿及炎性渗出,浆液性纤维素性渗出液内含大量中性粒细胞、红细胞及病菌。病变通过肺泡间通道和细支气管向周围邻近肺组织蔓延,呈小点片状的灶性炎症,而间质病变多不显著。有时小病灶融合起来成为较大范围的支气管肺炎,但其病理变化不如大叶肺炎那样均匀致密。后期在肺泡内巨噬细胞增多,大量吞噬细菌和细胞碎屑,可致肺泡内纤维素性渗出物溶解吸收、炎症消散、肺泡重新充气。间质性支气管肺炎主要病变表现为支气管壁、细支气管壁及肺泡壁的发炎、水肿与炎性细胞浸润,呈细支气管炎、细支气管周围炎及肺间质炎的改变。蔓延范围较广,当细支气管壁上细胞坏死,管腔可被黏液、纤维素及破碎细胞堵塞,发生局限性肺气肿或肺不张。病毒性肺炎主要为间质性肺炎,但有时灶性炎症侵犯到肺泡,致肺泡内有透明膜形成;晚期少数病例发生慢性间质纤维化,可见于腺病毒肺炎。

(三)X 线表现

支气管肺炎又称小叶性肺炎,其典型 X 线表现为:病变多见于两肺中下野的内、中带;病变具有沿支气管分布的特征,多呈斑点及斑片状密度增高影,边界不清,可以融合呈大片状,液化坏死后可见空洞形成。当支气管堵塞时,可有节段性肺不张形成。支气管肺炎吸收完全,肺部组织可完全恢复,久不消散的则会引起支气管扩张等(图 1-24)。

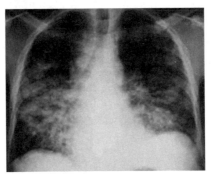

图 1-24 支气管肺炎 X 线影像表现

右中下肺及左下肺见斑片状密度增高影,边界不清

三、间质性肺炎

(一)概述

以弥漫性肺实质、肺泡炎和间质纤维化为病理基本改变,以活动性呼吸困难、X 线胸片示弥漫阴影、限制性通气障碍、弥散功能降低和低氧血症为临床表现的不同类疾病群构成的临床病理实体的总称。炎症主要侵犯支气管壁、肺泡壁,特别是支气管周围、血管周围、小叶间和肺泡间隔的结缔组织,而且多呈坏死性病变。

(二)临床表现与病理基础

起病常隐匿,病程发展呈慢性经过,机体对其最初反应在肺和肺泡壁内表现为炎症反应,导致肺泡炎,最后炎症将蔓延到邻近的间质部分和血管,最终产生间质性纤维化,导致瘢痕产生和肺组织破坏,使通气功能降低。继发感染时可有黏液脓痰,伴明显消瘦、乏力、厌食、四肢关节痛等全身症状,急性期可伴有发热。

可分为四期。一期,肺实质细胞受损,发生肺泡炎;二期,肺泡炎演变为慢性,肺泡的非细胞性和细胞性成分进行性地遭受损害,引起肺实质细胞的数目、类型、位置和/或分化性质发生变化,肺泡结构的破坏逐渐严重而变成不可逆转;三期,间质胶原紊乱,肺泡结构大部损害和显著紊乱,镜检可见大量纤维组织增生;四期,肺泡结构完全损害,代之以弥漫性无功能的囊性变化。不能辨认各种类型间质性纤维化的基本结构和特征。

(三)X 线表现

病变分布广泛,多好发于两肺门及肺下野,且两肺同时受累,多见于支气管血管周围间质,呈纤细条索状密度增高影,走行僵直,可相互交织成网格状。病变也可呈细小结节影,大小一致,分布不均,通常不累及肺尖和两肺外带。由于其炎性浸润,可使肺门影增大,密度增高。病变消散较慢,部分消散不完全的可导致慢性肺间质性纤维化或支气管扩张(图1-25)。

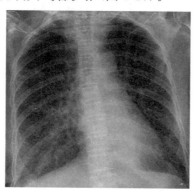

图1-25　间质性肺炎X线影像表现
双肺可见纤细条索状密度增高影,走行僵直

四、真菌性肺炎

(一)概述

引起原发性真菌性肺炎的大多是皮炎芽生菌、荚膜组织胞浆菌或粗球孢子菌,其次是申克孢子丝菌、隐球菌、曲霉或毛霉等。真菌性肺炎可能是抗菌治疗的一种并发症,尤见于病情严重或接受免疫抑制治疗以及有艾滋病而致防御功能下降的患者。

(二)临床表现与病理基础

常继发于婴幼儿肺炎、肺结核、糖尿病、血液病等,滥用抗生素和激素等是主要诱因。具有支气管肺炎的各种症状和体征,但起病缓慢,多在应用抗生素治疗中肺炎出现或加剧,可有发热,咳嗽剧烈,痰为无色胶冻样,偶带血丝。肺部听诊可有中小水泡音。其病理改变可有过敏、化脓性炎症反应或形成慢性肉芽肿。

(三)X线表现

肺曲霉球是肺曲霉病的最具特征的表现,多位于肺部空洞或空洞内的圆形、类圆形致密影,大小在3~4 cm,密度一般均匀,边缘光整,可部分钙化,其位置可以改变。在曲霉与空洞壁之间有时可见新月形空隙,称为空气半月征。如支气管黏液阻塞支气管可引起远侧肺组织的实变和不张,病灶坏死可形成脓肿,少数可见空洞形成,侵袭性曲霉病主要表现为单侧或双侧肺叶或肺段的斑片样致密影(图1-26)。

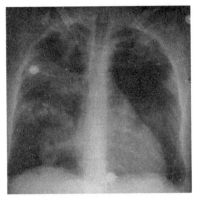

图 1-26　真菌性肺炎 X 线影像表现

双肺可见片状高密度影,其内可见空洞及空洞内可

见类圆形致密影,密度尚均匀,可见空气半月征

五、过敏性肺炎

(一)概述

过敏性肺炎是一组由不同变应原引起的非哮喘性变应性肺疾病,以弥漫性间质炎为其病理特征。是由于吸入含有真菌孢子、细菌产物、动物蛋白质或昆虫抗原的有机物尘埃微粒(直径$<10~\mu m$)所引起的变态反应,因此又称为外源性变应性肺泡炎。

(二)临床表现与病理基础

于接触抗原数小时后出现症状,有发热、干咳、呼吸困难、胸痛及发绀。少数患者接触抗原后可先出现喘息、流涕等速发变态反应,4～6 分钟后呈Ⅲ型反应表现为过敏性肺炎。肺部可有湿啰音,多无喘鸣音,无实化或气道梗阻表现。

病理表现为亚急性肉芽肿样炎症,有淋巴细胞、浆细胞、上皮样细胞及朗格汉斯巨细胞浸润等,以致间质加宽。经过慢性病程后出现间质纤维化及肺实质破坏,毛细支气管为胶原沉着及肉芽组织堵塞而闭锁。持续接触致敏抗原后可发生肺纤维性变,严重时肺呈囊性蜂窝状。

(三)X 线表现

急性早期胸部 X 线可以不显示明显异常。曾有报道病理活检证实有过敏性肺炎,但胸部X 线完全正常。胸部 X 线表现多为两肺弥散的结节。结节的直径从 1 mm 至数个毫米不等,边界不清,或呈磨玻璃阴影。有的阴影为网状或网结节型,病变分布虽无特殊的倾向但肺尖和基底段较少。细网状和结节型多为亚急性表现。农民肺、蘑菇肺和饲鸽者肺在急性期时暴露于重度抗原后短时间内两下肺肺泡样阴影比较常见。肺泡样阴影常为闭塞性细支气管炎的小气道闭塞,所致肺泡内的内容物形成密度增加的影像。弥漫性网状或网状结节状阴影的持续存在再加上急性加重期的腺泡样阴影(图1-27)。

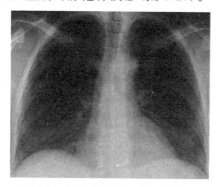

图 1-27　过敏性肺炎 X 线影像表现

两中下肺的磨玻璃影

六、肺脓肿

(一)概述

肺脓肿是多种病原菌感染引起的肺组织化脓性炎症,导致组织坏死、破坏、液化形成脓肿。以高热、咳嗽、咳大量脓臭痰为主要临床特征。常见病原体包括金黄色葡萄球菌、化脓性链球菌、肺炎克雷伯菌和铜绿假单胞菌等。

(二)临床表现与病理基础

吸入性肺脓肿起病急骤,畏寒、高热,体温达 39～40 ℃,伴有咳嗽、咳黏液痰或黏液脓性痰。炎症累及壁层胸膜可引起胸痛,且与呼吸有关。病变范围大时可出现气促。此外,还有精神不振、全身乏力、食欲减退等全身中毒症状。如感染不能及时控制,可于发病后 10～14 天,突然咳出大量脓臭痰,偶有中、大量咯血而突然窒息致死。血源性肺脓肿多先有原发病灶引起的畏寒、高热等感染中毒症的表现。经数天或数周后才出现咳嗽、咳痰,痰量不多,极少咯血。慢性肺脓肿患者常有咳嗽、咳脓痰、反复发热和咯血,持续数周到数月。可有贫血、消瘦等慢性消耗症状。肺部体征与肺脓肿的大小和部位有关。早期常无异常体征,脓肿形成后病变部位叩诊浊音,呼吸音减低,数天后可闻及支气管呼吸音、湿啰音;随着肺脓肿增大,可出现空瓮音;病变累及胸膜可闻及胸膜摩擦音或呈现胸腔积液体征。慢性肺脓肿常有杵状指(趾)。

病理表现为肺组织化脓性炎症、坏死,形成肺脓肿,继而坏死组织液化破溃到支气管,脓液部分排出,形成有气液平的脓腔,空洞壁表面常见残留坏死组织。

病变有向周围扩展的倾向,其至超越叶间裂波及邻接的肺段。若脓肿靠近胸膜,可发生局限性纤维蛋白性胸膜炎,发生胸膜粘连;如为张力性脓肿,破溃到胸膜腔,则可形成脓胸、脓气胸或支气管胸膜瘘。肺脓肿可完全吸收或仅剩少量纤维瘢痕。若支气管引流不畅,坏死组织残留在脓腔内,炎症持续存在,则转为慢性肺脓肿。脓腔周围纤维组织增生,脓腔壁增厚,周围的细支气管受累,致变形或扩张。

(三)X 线表现

急性化脓性炎症阶段,表现为大片的致密影,密度均匀,边缘模糊,如有坏死液化则密度可减低,坏死物排出后空洞形成,可见液平面,如病变好转,则显示脓肿空洞内容物及液平面减少甚至消失,愈合后可不留痕迹,或仅少许条索影。病程较快的患者,由于坏死面积较大可见肺组织体积减小。病程较慢者空洞周围纤维组织增生,空洞壁也更为清晰,肺脓肿邻近胸膜可增厚,也可形成脓胸或脓气胸(图 1-28)。

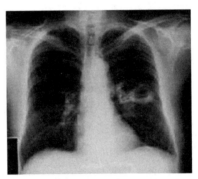

图 1-28　肺脓肿 X 线影像表现

左肺中部脓肿空洞,其内可见液平面,边缘模糊

七、肺结核

(一)概述

肺结核是由结核分枝杆菌(简称结核杆菌)引发的肺部感染性疾病,是严重威胁人类健康的疾病。结核杆菌的传染源主要是排菌的肺结核患者,通过呼吸道传播。健康人感染此菌并不一定发病,只有在机体免疫力下降时才发病。临床分型如下。

1.原发性肺结核

多见于年龄较大儿童。婴幼儿及症状较重者可急性起病,高热可达 39～40 ℃;可有低热、食欲缺乏、疲乏、盗汗等结核中毒症状。少数有呼吸音减弱,偶可闻及干啰音或湿啰音。

2.血行播散型肺结核

起病急剧,有寒战、高热,体温可达 40 ℃以上,多呈弛张热或稽留热,红细胞沉降率加速。亚急性与慢性血行播散性肺结核病程较缓慢。

3.浸润型肺结核

多数发病缓慢,早期无明显症状,后渐出现发热、咳嗽、盗汗、胸痛、消瘦、咳痰及咯血。

4.慢性纤维空洞型肺结核

反复出现发热、咳嗽、咯血、胸痛、盗汗、食欲减退等,胸廓变形,病侧胸廓下陷,肋间隙变窄,呼吸运动受限,气管向患侧移位,呼吸减弱。

(二)临床表现与病理基础

可出现呼吸系统症状和全身症状。呼吸系统症状主要为咳嗽咳痰、咯血、胸痛、呼吸困难等;全身症状为结核中毒症状,发热最为常见,多为长期午后潮热,部分患者有倦怠乏力、盗汗、食欲减退和体质量减轻等。

1.原发性肺结核

结核杆菌经呼吸道进入肺后,最先引起的病灶称原发灶,常位于肺上叶下部或下叶上部靠近胸膜处,病灶呈圆形,约 1 cm 大小。病灶内细菌可沿淋巴道到达肺门淋巴结,引起结核性淋巴管炎和肺门淋巴结结核。肺原发灶、结核性淋巴管炎、肺门淋巴结结核合称原发综合征,是原发性肺结核的特征性病变。

2.血行播散型肺结核

由结核杆菌一次大量侵入引起,结核杆菌的来源可由肺内病灶或肺外其他部位的结核灶经血播散。这些部位的结核杆菌先进入静脉,再经右心和肺动脉播散至双肺。结核在两肺形成直径 1.5～2.0 mm 大小的粟粒样结节,这些结节病灶是增殖性或渗出性的,在两肺分布均匀、大小亦较均一。

3.浸润型肺结核

多见于外源性继发型肺结核,即反复结核菌感染后所引起,少数是体内潜伏的结核菌,在机体抵抗力下降时进行繁殖,而发展为内源性结核,也有由原发病灶形成者,多见于成年人,病灶多在锁骨上下,呈片状或絮状,边界模糊,病灶可呈干酪样坏死灶,引发较重的毒性症状,而成干酪性(结核性)肺炎,坏死灶被纤维包裹后形成结核球。经过适当治疗的病灶,炎症吸收消散,遗留小干酪灶,钙化后残留小结节病灶,呈现纤维硬结病灶或临床痊愈。有空洞者,也可经治疗吸收缩小或闭合,有不闭合者,也无存活的病菌,称为"空洞开放愈合"。

4.慢性纤维空洞型肺结核

由于治疗效果和机体免疫力的高低,病灶有吸收修补、恶化进展等交替发生,单或双侧,单发或多发的厚壁空洞,常伴有支气管播散型病灶和胸膜肥厚,由于病灶纤维化收缩,肺门上提,纹理呈垂柳状,纵隔移向病侧,邻近肺组织或对侧肺呈代偿性肺气肿,常伴发慢性气管炎、支气管扩张、继发肺感染、肺源性心脏病等;更重使肺广泛破坏、纤维增生,导致肺叶或单侧肺收缩,而成"毁损肺"。

(三)X线表现

1.原发型肺结核(Ⅰ型肺结核)

多见于儿童,少数见于青年,常无影像学异常。如果发生明显的感染,常常表现为气腔实变阴影(图1-29),累及整个肺叶。原发性肺结核患者可发生胸腔积液,常仅表现为胸腔积液而无肺实质病变。淋巴结增大常发生于儿童原发性肺结核感染。有时可侵及肺门淋巴结(图1-30)和纵隔淋巴结,尤其好发于右侧气管旁区域,可增大。淋巴结增大在成人原发性肺结核中罕见,除非是免疫功能低下的患者。原发综合征,即是肺部原发灶,局部淋巴管炎和所属淋巴结炎三者的合称,X线表现多为上叶下部及下叶后部靠近胸膜处的云絮状或类圆形高密度灶,边缘可模糊不清。如有突出于正常组织轮廓的肿块影,多为肺门及纵隔肿大的淋巴结。典型的原发综合征显示为原发灶,淋巴管炎与肿大的肺门淋巴结连接在一起,形成哑铃状,此种征象已不多见。

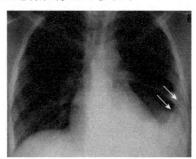

图1-29　原发性肺结核X线影像表现

胸部正位片可见左肺下叶实变,伴左侧少量胸腔积液(箭头)

2.胸内淋巴结结核

按病理改变分型为炎症型和结节型。炎症型多为从肺门向外扩展的高密度影,边缘模糊,与周围组织分界不清,亦可成结节状改变。结节型多表现为肺门区域突出的圆形或卵圆形边界清楚的高密度影,右侧多见。如气管旁淋巴结肿大可表现为上纵隔影增宽,如呈波浪状改变,则为多个肿大的淋巴结。对于一些隐匿于肺门阴影中或是气管隆嵴下的肿大淋巴结,通过行CT扫描可清楚地显示其大小及形态。

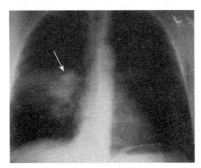

图1-30　原发性肺结核淋巴结增大X线影像表现

胸部正位片显示右肺门淋巴结增大(箭头)伴肺内实变及轻度气管旁淋巴结增大

3.血行播散型肺结核(Ⅱ型肺结核)

急性粟粒性肺结核:典型病灶分布特点为"三均匀",即广泛均匀分布于两肺的粟粒样结节状高密度灶,大小为直径1~2 mm,部分呈磨玻璃样改变,病灶晚期可见融合。CT扫描尤其是高分辨率CT扫描可清晰显示弥漫性的粟粒性病灶,并可观察病灶有无渗出。

4.亚急性或慢性血行播散型肺结核

X线表现为"三不均匀",即双肺多发大小不一、密度不均的渗出增殖灶和纤维钙化,钙化灶多见于肺尖和锁骨下,渗出病灶多位于其下方,病灶融合可产生干酪性坏死形成空洞和支气管播散(图1-31、图1-32)。

5.慢性血行播散型肺结核

病变类似于亚急性血行播散型肺结核表现,只是大部分病变呈增殖性改变,病灶边缘基本清晰,纤维索条状影更明显,或者病灶钙化更多见,胸膜增厚和粘连更显著等。同时,两肺纹理增粗紊乱更明显。

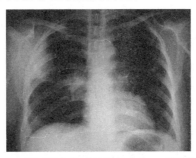

图1-31　右侧原发性肺结核综合征X线影像表现

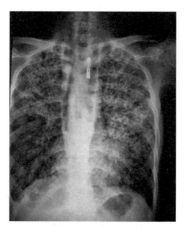

图 1-32　双肺急性粟粒型肺结核伴椎旁脓肿 X 线影像表现

6.继发型肺结核(Ⅲ型肺结核)

浸润型肺结核:病变多局限于肺的一部,以肺尖、锁骨上、下区及下叶背段为多见;X 线片上的征象多样,一般为陈旧性病灶周围出现渗出性病灶,表现为中心密度较高而边缘模糊的致密影;新渗出性病灶表现为小片状云絮状影,范围较大的病灶可波及一个肺段或整个肺叶浸润;空洞常表现为壁薄、无内容物或很少液体;渗出、增殖、播散、纤维化、空洞等多种性质的病灶同时存在,活动期的肺结核易沿着支气管向同侧或对侧播散。

7.干酪性肺炎

似大叶性肺炎,显示一片无结构的、密度较不均匀的致密影,可累及一肺段或肺叶,密度较一般性肺炎高;干酪样坏死灶中心发生溶解、液化并可经支气管排出,出现虫蚀样空洞或无壁空洞;下肺野及对侧肺野可见沿支气管分布的小斑片状播散灶。

8.结核瘤

大多为孤立性球形病灶,多发者少见。多位于上叶尖后段和下叶背段。形态常为圆形或椭圆形,有时可见分叶(几个球形病灶融合在一起形成),一般直径2~3 cm。其内可见点状钙化、层状钙化影;结核瘤中心的干酪样改变可以液化而形成空洞,常为厚壁性;结核瘤附近肺野可见有散在的结核病灶,即"卫星病灶"。

9.慢性纤维空洞型肺结核

两上肺野广泛的纤维索条状病灶及新旧不一的结节状病灶;可见形状不规则的纤维性空洞,少有液气面;同侧或对侧可见斑片状播散病灶,密度可低可高甚至钙化;纵隔气管向患侧移位,同侧肺门影上移,其肺纹理拉长呈垂直走向如垂柳状,患侧胸部塌陷;常伴有胸膜肥厚粘连,无病变区呈代偿性肺气肿(图 1-33、图 1-34)。

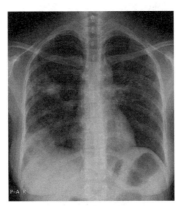

图 1-33　右侧浸润型肺结核 X 线影像学表现

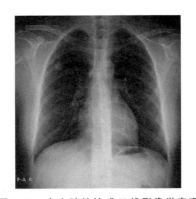

图 1-34　右上肺结核球 X 线影像学表现

10.结核性胸膜炎

结核性胸膜炎多表现为单侧及双侧的胸腔积液。当积液量＞250 mL 以上时,立位胸片检查则可发现。X 线表现为两侧肋膈角变钝,呈内低外高的弧形液体阴影。叶间裂积液表现为沿叶间裂走向的梭行高密度影,积液量较多时可呈圆形或卵圆形。包裹性积液表现为突向肺野内的扁丘状及半圆形密度增高影,边界清楚。

第二章

运动系统疾病X线诊断

第一节　运动系统基本病变 X 线表现

一、骨骼病变

(一)骨质疏松

骨质疏松是指单位体积内骨量的减少,即有机质和无机质都减少,但骨内两者比例仍正常。

X 线表现主要是骨密度减低。

(二)骨质软化

骨质软化是指单位体积内骨组织有机成分正常而钙化不足。

X 线表现骨密度减低,骨小梁模糊、变细,骨皮质变薄。可见假骨折线。

(三)骨质破坏

骨质破坏是指原有骨结构被病理组织所取代而造成的骨组织的缺失。

X 线表现溶骨性破坏骨质内见透亮区;炎症骨破坏区边缘常有硬化环围绕;膨胀性骨破坏。

(四)骨质增生硬化

骨质增生硬化是指单位体积内骨量的增多。骨皮质增厚、骨小梁增多、增粗,是成骨活动增加或破骨活动减少或两者同时存在所致。

X 线表现为骨质密度增高,伴有或不伴有骨骼的变形。在关节面、脊椎的边缘见骨性赘生物(骨刺、骨桥、骨唇)等。

(五)骨膜增生

骨膜增生又称骨膜反应,是因骨膜受到刺激,骨膜内层的成骨细胞活动增加所产生的骨膜新生骨。

X线表现为一段长短不等、与骨皮质平行的致密线,它同骨皮质间有1～2 mm宽的透亮间隙。常见的有层状或葱皮状、花边状、针状或放射状。

(六)骨质坏死

骨质坏死是骨组织局部代谢停止,坏死的骨质称为死骨。

X线表现为骨质局限性密度增高。

二、关节基本病变的X线表现

(一)关节破坏

关节破坏表现为关节间隙变窄;骨破坏和缺损。严重时可致关节脱位、半脱位和畸形。

(二)关节退行性变

基本病理变化为软骨变性、坏死和溶解,逐渐为纤维组织或纤维软骨所代替。骨性关节面骨质增生硬化,关节面凹凸不平,关节边缘骨赘形成。

(三)关节强直

关节强直表现关节间隙显著狭窄或消失,骨小梁通过关节间隙连接两侧骨端。

第二节　骨关节创伤X线诊断

一、骨折

骨折是指骨结构连续性和完整性的中断。儿童骨骺分离亦属骨折。

(一)骨折的基本X线表现

骨折的断端多表现为边缘锐利而不规则的透亮裂隙,称为骨折线;嵌入性或压缩性骨折断端多呈高密度致密带;儿童青枝骨折表现为骨小梁扭曲或骨皮质部分断裂;骨骺分离表现为骺线增宽,骨骺与干骺端对位异常。

(二)骨折的类型

骨折可分为创伤性骨折、病理性骨折和疲劳性骨折。

1.创伤性骨折

创伤性骨折即直接或间接暴力引起正常骨的骨折。根据骨折的程度分为完全性骨折和不完全性骨折;还可根据骨折的时间分为新鲜骨折和陈旧性骨折。

2.病理性骨折

在已有的骨病基础上发生的骨折称病理性骨折。

X线上除有骨折征象外还具原有病变引起的骨质改变。

3.疲劳性骨折

长期、反复的外力作用于骨的某一部位,可逐渐发生慢性骨折,称为疲劳性骨折或应力骨折。好发部位为跖骨、胫腓骨。

X线显示骨折线光滑整齐,多发生于一侧骨皮质而不贯穿整个骨干。骨折周围有骨膜反应、皮质增厚、髓腔硬化。

(三)骨折的愈合

1.肉芽组织修复期

骨折后数小时,骨折端及周围软组织出血并形成血肿。在骨折后 2～3 天,新生的毛细血管侵入血肿,开始机化,形成纤维性骨痂,在此基础上,成骨细胞活动形成大量的骨样组织,即骨样骨痂。

X线表现骨折线仍清晰可见并稍增宽,但不似新鲜骨折线锐利。

2.骨痂形成期

骨折 1～2 周后,骨样组织逐渐骨化,形成骨性骨痂。此期骨折断端密度较高,骨折线模糊,断端周围有致密的、无定形的骨质。

3.骨性愈合期

骨性骨痂逐渐缩小增浓,骨小梁逐渐增加,骨髓腔为骨痂所堵塞。骨折断端间形成骨性联合。

X线表现为骨痂体积变小、致密、边缘清楚,骨折线消失,断端间有骨小梁通过。骨性愈合期在骨折后 3～12 个月。

4.塑形期

在肢体负重运动后,骨小梁重新按受力线方向排列。不需要的骨痂通过破骨细胞而吸收,骨痂不足的部位则经骨膜化骨而增生填补。最后骨折的痕迹完全或接近完全消失,恢复原来的骨形态。完成塑形在儿童中需 1～2 年,在成人则需 2～4 年。

(四)骨折的并发症和后遗症

1.延迟愈合或不愈合

骨折超过正常愈合时间仍未愈合,但未达到不愈合的程度称延迟愈合,经适当处理后仍有愈合的可能。X线表现骨折线增宽,骨痂量少,骨折端骨质明显疏松。

骨折已半年以上,骨折断端仍有异常活动,X线表现为骨断端吸收、萎缩、变细,局部硬化、光滑,即为骨不愈合。骨折间隙明显增宽,有假关节形成。

2.外伤后骨质疏松

外伤后骨质疏松可引起失用性骨质疏松;而骨质疏松可以延缓骨折的愈合。

X线表现为骨密度减低,皮质变薄,骨小梁减少。严重骨折远端骨萎缩。

3.缺血性骨坏死

骨折时由于骨营养血管断裂,没有建立有效的侧支循环,致断骨一端的血液供应障碍,而发生缺血性坏死。

X线表现坏死骨的密度增高,周围正常骨组织相对疏松。

4.创伤性关节炎

骨折累及关节时,损伤并破坏关节软骨和软骨下骨质,形成创伤性关节炎。

X线表现为关节间隙变窄,关节面增生硬化,边缘骨赘形成,周围韧带骨化等。

5.骨化性肌炎

骨创伤常伴骨膜撕脱剥离,肌腱韧带损伤,骨膜下血肿,在此基础上可形成钙化或骨化。

X线表现为骨的附近或软组织中,出现不规则条片状致密影,数目和大小不一。

6.骨畸形

骨断端复位不佳,可造成畸形愈合。

7.血管、神经损伤

骨创伤常伴有邻近的血管和神经的损伤。如颅骨骨折容易损伤颅内动脉,造成颅内血肿。肱骨髁上骨折可造成肱动脉和正中神经损伤等。

(五)常见的几种骨折

1.柯雷(Colles)骨折

柯雷骨折是指桡骨远端,距离远侧关节面2~3 cm内的骨折。骨折远端向背侧移位和向掌侧成角,桡骨前倾角减小或成负角,使手呈银叉状畸形,常伴有尺、桡骨远端关节脱位及尺骨茎突骨折。与柯雷骨折的作用力相反,跌倒时手腕掌屈手背触地,使骨折远端向掌侧移位和向背侧成角,称史密斯(Smith)骨折或反柯雷骨折。

2.股骨颈骨折

(1)内收型(错位型、不稳定型)。

(2)外展型(嵌入型、稳定型),该型较少见。

3.踝部骨折

骨折形态常为斜形或撕脱骨折,强大暴力可造成粉碎性骨折,骨折线可通过关节或并发踝关节半脱位。

4.脊柱骨折

脊柱骨折表现为椎体呈楔状变形,前缘皮质断裂、凹陷或凸出,椎体中央因骨小梁相互压缩而出现横行致密线,有时在椎体前上角可见分离的碎骨片。

二、关节脱位

(1)肩关节脱位。

(2)肘关节脱位。

(3)髋关节脱位。①后脱位:最常见。X线正位片显示股骨头脱出髋臼之外,股骨头上移与髋臼上部重叠。②前脱位:较少见。X线正位片股骨头下移于髋臼下方对向闭孔,与坐骨结节重叠。

第三节　骨关节化脓性感染 X 线诊断

一、化脓性骨髓炎

化脓性骨髓炎是骨髓、骨和骨膜的化脓性炎症。

(一)急性化脓性骨髓炎

致病菌经骨营养血管进入骨髓腔,表现为充血、水肿、中性粒细胞浸润、骨质破坏、脓肿形成。骨干失去来自骨膜的血液供应而形成死骨。

X线表现:①软组织肿胀;②骨质破坏;③骨膜增生;④死骨。

(二)慢性化脓性骨髓炎

急性化脓性骨髓炎如果治疗不及时可转变为慢性,其特征为排脓窦道经久不愈,反复发作。

X线表现:广泛的骨质增生及硬化,骨髓腔变窄或闭塞。在增生硬化的骨质中可见残存的破坏区,其中可有大小不等的死骨。

二、化脓性关节炎

病变初期为滑膜充血、水肿,关节腔内积液,引起关节面破坏和关节间隙狭窄,关节面的破坏愈合时发生纤维性强直或骨性强直。

X线表现:早期关节周围软组织肿胀,关节囊增大,关节间隙增宽,局部骨质疏松。骨质破坏以关节承重部位出现早而明显。晚期可出现骨性强直或纤维性强直。

第三章

颈部疾病CT诊断

第一节　咽部常见疾病CT诊断

一、鼻咽腺样体增生

(一)病理和临床概述

腺样体(咽扁桃体)是位于鼻咽顶部的一团淋巴组织,在儿童期可呈生理性肥大,腺样体增生5岁时最明显,以后逐渐缩小,15岁左右达成人状态。腺样体肥大可引起呼吸道不畅或反复性上呼吸道感染,临床主要表现有鼻塞、张口呼吸、打鼾,影响咽鼓管时导致分泌性中耳炎。

(二)诊断要点

CT表现为顶壁、后壁软组织对称性增厚,表面可不光滑,增强后均匀强化,两侧咽隐窝受压狭窄,咽旁间隙、颈长肌等结构形态密度正常,颅底无骨质破坏(图3-1)。

(三)鉴别诊断

一般可明确诊断。

(四)特别提示

临床检查即可以明确诊断,X线平片侧位检查有助于了解腺样大小,CT检查可以明确显示腺样体情况,并有助于鉴别诊断。

二、鼻咽部纤维血管瘤

(一)病理和临床概述

纤维血管瘤是常见的良性肿瘤,多见于男性青少年。组织学上,肿瘤由结缔组织和扩张的血管组成,由于血管缺乏肌层,容易出血,随着年龄增长,病灶可纤维化,部分可自行消退。主要症状为鼻阻塞、鼻出血。

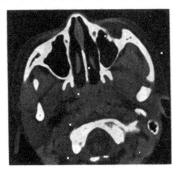

图 3-1　腺样体肥大

患者男性,8岁。打鼾加重就诊。CT检查可见顶壁、后壁软组织对称性增厚,表面光滑,两侧咽隐窝受压狭窄

(二)诊断要点

肿瘤常位于鼻咽顶壁或后鼻孔,呈软组织密度,边界清晰,呈膨胀生长,周围骨质可压迫吸收,肿块有沿自然孔道、裂隙生长趋势,可经后鼻孔长入同侧鼻腔,蝶腭孔扩大,肿瘤长入翼腭窝、颞下窝,向上可破坏颅底骨质,侵入蝶窦或海绵窦,肿块境界清楚,密度一般均匀,肿瘤强化异常明显(图3-2)。

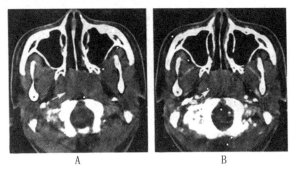

A　　　　　　　　　　B

图 3-2　鼻咽部纤维血管瘤

A.鼻咽部顶后壁软组织肿块;B.增强扫描明显均匀强化

(三)鉴别诊断

(1)鼻咽癌:一般年龄较大,临床常见回吸性涕血,咽旁间隙一般显示清晰,DSA检查肿块血管多显著,可作鉴别。

(2)腺样体增生:多发生于婴幼儿,一般15岁后逐渐萎缩,无鼻出血症状。

(四)特别提示

MRI示T_1WI呈低信号,T_2WI呈明显高信号,强化明显,瘤内可见低信号条状或点状影,称为"椒盐征"。DSA 检查见肿瘤富含血管,可明确肿瘤供血动脉及引流静脉,同时可进行介入治疗。

三、鼻咽癌

(一)病理和临床概述

鼻咽癌(NPC)占鼻咽部恶性肿瘤的 90%,以结节型多见。好发年龄 30~60 岁,男性较多见。临床常见回吸性涕血,单侧耳鸣及听力减退,不明原因的复视及偏头痛。

(二)诊断要点

鼻咽癌病灶较小时,CT 表现为咽隐窝变浅或咽鼓管变平;肿瘤较大时,向鼻咽腔生长,顶后壁或侧壁不规则肿块,咽鼓管隆起变厚。咽旁间隙变小。鼻咽癌常侵犯周围结构,颅底骨质破坏多表现为溶骨性,部分病例为成骨性。鼻咽癌淋巴转移常位于颈后三角、颈内静脉二腹肌淋巴结等,常显示中央低密度,周围有增强(图 3-3)。

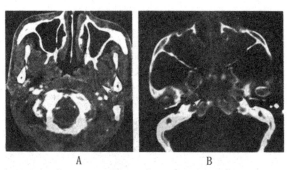

图 3-3　鼻咽癌

A.左侧咽隐窝变浅,鼻咽部左后壁、咽旁间隙见软组织肿块(箭头),
颈部血管旁淋巴结肿大;B.颅底见骨质破坏吸收(箭头)

(三)鉴别诊断

需要与鼻咽部慢性炎症、淋巴瘤、颈部淋巴结结核等鉴别。

(四)特别提示

CT 能明确鼻咽癌的侵犯范围及有无转移,并用于放疗后随访。

四、咽部脓肿

(一)病理和临床概述

咽部脓肿为临床常见疾病。咽周为疏松结缔组织、肌肉、筋膜构成的间隙,这些间隙感染较易形成积脓。根据感染的部位又分为扁桃体周围脓肿、咽后脓肿、咽旁间隙感染或脓肿。急性脓肿多见于儿童,常因咽壁损伤、异物刺伤、耳部感染、化脓性淋巴结炎等引起。慢性脓肿多见于颈椎结核、淋巴结结核所致的脓肿。临床上急性脓肿有全身炎症症状,咽痛,吞咽及呼吸困难等,脓肿破坏血管可引起出血。

(二)诊断要点

CT 显示软组织肿胀,呈略低密度,结核脓肿有时见脓肿壁钙化。脓肿突向咽腔,导致气道变形,脓肿与深部组织分界清或不清。增强呈不规则环形强化(图 3-4)。

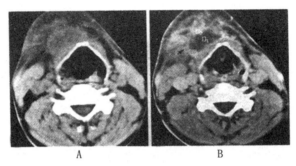

图 3-4　咽部脓肿

患者男性,12 岁。外伤后 10 天,发现右侧咽部肿胀,触之有波动感。CT 检查可见软组织明显肿胀,皮下脂肪间隙模糊,有低密度团块影,增强扫描低密度影呈环形强化,为脓肿

(三)鉴别诊断

鉴别诊断包括外伤血肿、咽部囊性淋巴管瘤、鼻咽血管纤维瘤等。血肿 CT 呈高密度,MRI 示 T_1WI、T_2WI 呈高信号。囊性淋巴管瘤为儿童头颈部较常见疾病,范围较广,与脓肿改变不同。鼻咽纤维血管瘤见于男性青少年,DSA 检查呈富血管肿瘤,CT 和 MRI 强化明显。

(四)特别提示

CT 增强扫描有重要价值;MRI 示 T_1WI 见脓肿呈不均匀低信号,T_2WI 呈高信号,脓肿范围显示清楚,压迫周围组织器官移位。增强后脓肿壁强化,脓腔无强化。

第二节 喉部常见疾病CT诊断

一、喉癌

(一)病理和临床概述

喉癌是喉部常见的恶性肿瘤,大多数为鳞状细胞癌。好发年龄为 50～70 岁。喉癌按位置分为声门下区癌、声门癌、声门上区癌,所有肿瘤均可通过黏膜层、黏膜下层向深部组织扩散。临床上声门上癌早期表现异物感,晚期咳嗽、痰中带血、呼吸困难、声音嘶哑。声门癌早期出现声音嘶哑,逐渐加重。声门下癌早期无症状,晚期出现呼吸困难及颈部淋巴结转移。

(二)诊断要点

声门癌多数位于真声带前部,早期表现声带局限性增厚,中、晚期声带显著增厚变形,有软组织肿块,杓状软骨移位,周围软组织及软骨破坏(图 3-5)。

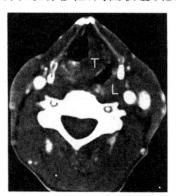

图 3-5 喉 癌

左侧声带增厚,呈团块状高密度影,左侧梨状窝受累(T),颈动脉旁淋巴结肿大(L)

(三)鉴别诊断

喉部息肉,呈小结节状,常见歌手及教师等用嗓子较多的人群,位于声带游离缘前、中 1/3 处,双侧多见。

(四)特别提示

CT 检查可以发现甲状软骨、环甲膜及会厌前间隙有无肿瘤侵犯。

二、甲状舌管囊肿

(一)病理和临床概述

甲状舌管囊肿(TDCs)是由于胚胎早期甲状腺舌导管未完全闭合,部分开放管壁所衬之上皮细胞发育成长,并分泌黏液而形成。因此,甲状舌管囊肿大多数位于颈中线,少数病例也可略为偏向一侧,是颈部常见无痛性肿块,可随伸舌运动而上下移动。

(二)诊断要点

表现为颈中线区或略偏一侧可见一囊性病灶,边界清楚,内部密度均匀,偶尔可因囊肿内少量出血或蛋白含量增高,可见密度较高(图3-6)。

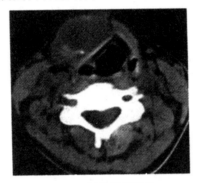

图3-6 甲状舌管囊肿

患者男性,15岁。3年前发现颈中线区肿块,近1年来有增大并向右侧略偏移。CT可见中线偏右侧囊性肿块,边界清楚。手术病理为甲状舌管囊肿

(三)鉴别诊断

(1)声门癌:多数位于真声带前部,早期表现声带局限性增厚,中、晚期声带显著增厚变形,有软组织肿块,构状软骨移位,周围软组织及喉软骨破坏。

(2)颈前部炎症:起病急,颈前部软组织肿胀,脓肿形成时可见积气及环状强化,实验室检查白细胞增高。

(四)特别提示

CT检查增强扫描囊性病变无强化及边界相对清晰者应该考虑本病。CT检查可以发现甲状软骨有无侵犯,观察囊肿边缘是否光整及有无瘘管形成。

第三节　甲状腺及甲状旁腺常见疾病 CT 诊断

CT 检查能够清晰显示甲状腺形态、大小、密度的变化,正常甲状腺密度高于周围颈部组织,甲状腺病变时,病变组织含碘量降低,在 CT 上表现为低密度灶。临床上,影像学检查首先选择超声检查,CT 作为二线检查手段,主要应用于:①观察甲状腺肿大的程度并分析可能的原因;②检查甲状腺结节并鉴别良恶性;③对于甲状腺癌,检查有无周围结构侵犯、淋巴结转移或远处转移,治疗过程中有无复发或转移;④区别前上纵隔肿块是否与甲状腺相连;⑤颈部肿块是否为异位甲状腺组织。

一、弥漫性甲状腺肿大

(一)病理和临床概述

弥漫性甲状腺肿大又称 Graves 病,其临床有 3 个主要特点:高代谢、弥漫性甲状腺肿大、突眼。在甲状腺功能亢进患者中,Graves 病患者约占 85%,20～40 岁女性多见。临床症状有甲状腺肿大、突眼、心悸、神经质、易激动、畏热多汗、多食、体重减轻等。

(二)诊断要点

CT 检查时弥漫性甲状腺肿表现为甲状腺侧叶及峡部明显增大,边缘清楚,密度均匀或不均匀,与颈部肌肉密度相仿。增强扫描更明显(图 3-7)。

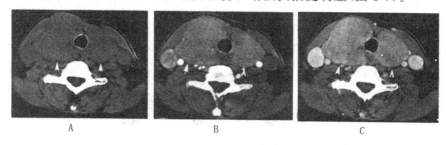

　　A　　　　　　　　　　B　　　　　　　　　　C

图 3-7　弥漫性甲状腺肿大

图 A～C 分别为平扫、动脉期、静脉期扫描图像,双侧甲状腺弥漫性肿大,密度均匀,增强时呈均匀性强化

(三)鉴别诊断

结节性甲状腺肿,甲状腺轮廓呈结节状或波浪状,密度不均,见多发结节状

低密度灶。

(四)特别提示

临床怀疑有甲状腺肿或甲状腺功能亢进时,慎行 CT 碘对比剂增强扫描。

二、结节性甲状腺肿

(一)病理和临床概述

结节性甲状腺肿系甲状腺激素合成不足,刺激甲状腺滤泡上皮增生、肥大所致。病理分为弥漫性或结节性甲状腺肿。结节性甲状腺肿镜下可见胶体潴留性结节和腺瘤样结节。临床多无症状表现,较大者可出现压迫症状。

(二)诊断要点

CT 表现为低密度结节,较小时密度均匀,较大时密度不均匀,多结节甲状腺肿表现为多发低密度区,有时边缘可见钙化,腺瘤样增生结节可有轻度强化,一般不侵犯邻近器官或结构。有两种结节表现:①胶体潴留性结节表现为边界不清低密度结节,可有囊变或钙化,钙化为弧状或粗斑点状;②腺瘤样结节呈实性,可有轻度强化(图 3-8)。

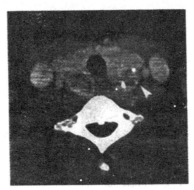

图 3-8　结节性甲状腺肿
双侧甲状腺增大,密度不均,见结节状低密度灶,边缘见小点状钙化

(三)鉴别诊断

甲状腺癌:临床上结节生长迅速,结节边界不清,病灶侵犯周围结构,颈部淋巴结肿大,提示甲状腺癌。

(四)特别提示

临床怀疑有甲状腺肿或甲状腺功能亢进时,慎行对比剂增强扫描。MRI 表现为长 T_2 信号,T_1 信号强度则根据胶体中蛋白质含量而定,信号由低信号到高信号不等。

三、甲状腺腺瘤

(一)病理和临床概述

甲状腺腺瘤是最常见的甲状腺良性肿瘤,好发于 30~50 岁女性。病理上分为滤泡状和乳头状囊性腺瘤。临床上,患者常无症状,部分有颈部压迫和吞咽困难,通常生长缓慢,出血时明显增大。

(二)诊断要点

CT 检查腺瘤呈圆形或类圆形低密度灶,多数单发,直径 1~5 cm,边缘清晰、光整、锐利,密度均匀,部分病灶可有囊变,急性出血时呈高密度。增强扫描轻度强化,强化程度低于正常甲状腺组织。邻近甲状腺及气管受压、移位(图 3-9)。

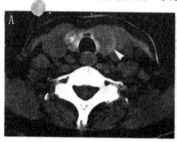 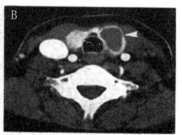

图 3-9 甲状腺腺瘤

图 A.CT 平扫显示左侧甲状腺结节状低密度灶,边缘光整,
密度较均匀;图 B.增强扫描可见结节无明显强化

(三)鉴别诊断

甲状腺癌:临床上结节生长迅速,结节边缘不清,病灶侵犯周围结构,颈部淋巴结肿大,提示甲状腺癌。

(四)特别提示

10% 的甲状腺腺瘤有癌变危险,且可引起甲状腺功能亢进,一般应早期切除。

四、甲状腺癌

(一)病理和临床概述

甲状腺癌为内分泌系统中最常见的恶性肿瘤,女性多见。组织学上,甲状腺癌分为乳头状癌、滤泡癌、未分化癌和髓样癌。颈前或颈侧区肿块是其主要临床表现。

(二)诊断要点

CT 平扫甲状腺癌大小不一,2~5 cm,常单发,部分病例可累及一叶或双侧甲状腺,呈形态不规则、边界不清的不均匀低密度影,约半数可见细盐状钙化及更低密度坏死区,病变与周围组织分界不清,颈部淋巴结肿大。不均匀明显强化,转移淋巴结多呈环状强化。甲状腺肿块生长迅速或侵犯包膜和邻近组织、器官是恶性的较为可靠征象,可伴有局部淋巴结转移。增强扫描不均匀强化,强化程度低于正常组织,病灶边缘变清晰,边界模糊;甲状腺癌侵犯邻近组织包括肌肉、气管、食管及颈部血管。颈部淋巴结转移表现淋巴结肿大,密度不均,可呈环状强化(图 3-10)。

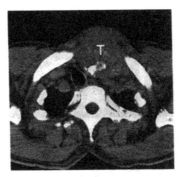

图 3-10　甲状腺癌

左侧甲状腺不规则肿块,肿块内见不定形钙化,周围间隙不清,气管受压右移

(三)鉴别诊断

结节性甲状腺肿、甲状腺腺瘤,当甲状腺癌较小时,鉴别诊断困难,需在 B 超引导下活检定性。

(四)特别提示

总体上,CT 对甲状腺癌的定性较超声没有明显优势。但 CT 可显示甲状腺癌对周围器官的侵犯、淋巴结转移情况以及肿瘤同血管的关系较佳。MRI能辨别肿瘤切除术后甲状腺内组织特征,将纤维化和肿瘤复发区别开来,利于随访。

五、甲状旁腺疾病

甲状旁腺分泌的甲状旁腺激素(PTH)具有调节钙、磷代谢的作用,主要的疾病为甲状旁腺功能亢进和特发性甲状旁腺功能减退,以原发性甲状旁腺功能亢进最多见。甲状旁腺检查方法有 X 线平片、US、PET、CT、MRI 检查以及血管造影和选择性静脉采样等。

(一)病理和临床概述

甲状旁腺腺瘤是原发性甲状旁腺功能亢进最常见原因,常单发,肿瘤包膜完整,无分叶表现,与残存甲状旁腺分界明显。甲状旁腺腺瘤约80%位于颈部甲状腺区,常位于气管-食管旁沟内,呈软组织肿块,该区正常的脂肪密度消失。小部分甲状旁腺腺瘤位于甲状腺叶下极附近或稍下方。临床上主要有以下两点:①屡发活动性尿结石或肾钙盐沉着;②骨质吸收、脱钙,甚而囊肿形成,特别当累及上述好发部位时,应高度怀疑本病。

原发性甲状旁腺功能亢进的病因还有甲状旁腺增生、甲状旁腺癌等。原发性甲状旁腺功能亢进占10%～30%,常为多个腺体增生肥大,程度不一。甲状旁腺增生病理表现分主细胞型和亮细胞型,其中以主细胞型多见,表现为所有的腺体均增大,病变与正常组织分界不清。

在原发性甲状旁腺功能亢进中,甲状旁腺癌少见,仅占0.4%～3.2%。临床上,血钙及PTH明显增高,颈部见增长迅速的肿块,质地较硬,肿瘤细胞排列成小梁状,被厚的纤维束分隔,细胞核大、深染,易出血、纤维化,部分病灶内见显著钙化。

甲状旁腺功能减退是因甲状旁腺分泌不足或先天性肾小管和/或骨对甲状旁腺素反应不良而引起的疾病,临床常分为特发性、继发性、低镁血性3种。临床特点:手足搐搦,癫痫样发作,儿童常有智力低下、发育畸形、低钙血症、高磷血症。特发性甲状旁腺功能减退病因不明,多认为是自身免疫性疾病,可伴有其他自身免疫性疾病。多数有家族遗传性。

(二)诊断要点

(1)甲状旁腺腺瘤(图3-11):CT表现为类圆形软组织肿块,常为1～3 cm,边缘清晰,密度较均匀,CT值35～60 Hu,少部分病灶内见囊变,常为陈旧性出血所致。较大肿瘤表现邻近甲状腺、气管受压或移位。增强扫描,肿瘤强化明显,CT值90～105 Hu。

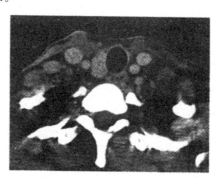

图3-11 甲状旁腺腺瘤

患者有多次尿路结石病史,血钙明显升高,而行颈部CT检查,可见右侧气管食管间隙结节,增强扫描有均匀强化

（2）增生的甲状旁腺通常很小，只有增生的甲状旁腺明显增大时，方能被影像学检查发现。CT检查能发现的增生性显著增大的腺体表现与甲状旁腺腺瘤相似，难以鉴别。

（3）CT表现颈部甲状旁腺区较大的软组织肿块，常呈分叶状，肿块密度不均，常见坏死、出血、钙化，增强扫描瘤体实性部分明显强化。较大肿块可压迫或侵犯相邻结构如甲状腺、气管、食管和颈部血管。

（4）甲状旁腺功能减退（图3-12）：甲状旁腺功能减退患者约93％有脑内钙化，而临床症状一般在甲状旁腺素分泌减少到正常的50％以下时出现。CT表现：双侧基底节、丘脑、小脑、齿状核、皮质下及皮髓质交界区高密度钙化。钙化常对称性，多发，大小不等。其形态常片状、点状、弯曲条状、条带状。钙化好发于基底节（苍白球、壳核、尾状核），常对称，其次是脑叶、丘脑、小脑、齿状核。脑叶深部钙化多发于额顶叶。

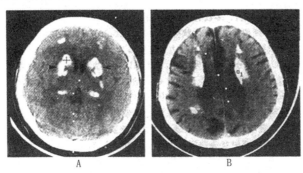

图3-12　甲状旁腺功能减退

患者反复抽搐就诊，CT检查可见苍白球、壳核、尾状核多发对称性钙化，提示甲状腺功能减退，经血钙、磷检查证实

（三）鉴别诊断

需要与正常颈部血管和肿大淋巴结相鉴别：颈部血管呈连续性，多层面均可清晰显示，动态增强扫描，血管强化明显，腺瘤强化程度略低。颈部肿大淋巴结，常位于颈部血管旁，增强扫描轻度强化。

（四）特别提示

原发性甲状旁腺功能亢进患者行各种影像学检查时，发现甲状旁腺区结节或肿块影，除考虑腺瘤外，也需要想到甲状旁腺增生的可能性，因此，甲状旁腺功能亢进患者手术时，除切除影像学发现的增大腺体外，还需探查其余的腺体并行术中甲状旁腺激素测定。在原发性甲状旁腺功能亢进者，如果甲状旁腺区CT

检查未发现异常,需继续向上扫描至下颌水平、向下扫描至主动脉根部水平,以寻找移位的甲状旁腺腺瘤。

临床怀疑甲状旁腺功能减退,癫痫样发作或肢体功能障碍伴有低血钙或高血磷者,均应行颅脑 CT 检查。反之,CT 上发现脑内多发钙化者,应结合临床表现,血清钙、磷及甲状旁腺素的检查确定有无甲状腺功能减退。

第四章

泌尿生殖系统疾病CT诊断

第一节 肾脏疾病CT诊断

一、肾脏外伤

(一)病理和临床概述

肾脏遭受任何直接损伤如暴力挤压、骨折损伤、牵拉撕裂,或间接暴力如强烈震荡等均可导致损伤。近年来,医源性损伤亦逐渐增多。根据其病理特征,一般将肾外伤分为3型:①轻型损伤,包括肾挫伤、表浅性裂伤、包膜下血肿;②中型损伤,伤及肾实质或延及集合系统;③重型损伤,包括肾粉碎性伤及肾蒂损伤。临床表现为血尿、休克、腰部疼痛、腰肌紧张或有肿块,同时常合并其他脏器损伤。

(二)诊断要点

肾出血是肾外伤最常见的征象。肾损伤表现多样,一般可表现为:①肾因水肿和出血而增大,或肾脏因肾周血肿或漏尿而移位;②肾轮廓模糊不清或失去连续性;③肾实质裂隙、缺损或碎裂,肾内出血,轻的出现局限性血肿,边界清,严重者出现不规则不均匀的混杂密度;④肾周血肿是诊断肾破裂最常见的征象,表现为新月形或环形包膜下血肿,严重者随肾包膜撕裂,出血进入肾周间隙或肾旁间隙;⑤尿外漏,表明肾集合系统损伤;⑥合并其他脏器损伤(图4-1)。

(三)鉴别诊断

一般可明确诊断,注意排除肾是否伴有其他病变。

(四)特别提示

肾在泌尿系统中最易发生损伤。由于肾血供丰富,具有高分辨率的CT显示出其优势。可明确损伤的程度和范围。三维CT重建对肾盂、输尿管、肾血管损伤的判断很有帮助。肾血管损伤的金标准是肾动脉造影,对于肾血管小分支出血患者可行肾动脉栓塞治疗。

二、肾囊肿

(一)病理和临床概述

肾囊肿分为肾单纯囊肿和多囊肾。肾单纯囊肿最常见,多见于成人。系后天形成,目前认为是肾小管憩室发展而来。病理上多见于肾皮质的浅深部或髓质,囊壁薄,内含透明液体,与肾盂不同。临床多无症状。多囊肾指肾皮质和髓质内发生的多发囊肿的遗传性疾病,按遗传方式分为常染色体显性遗传型(成人型)多囊肾和常染色体隐性遗传型(儿童型)多囊肾。前者多在30岁后发病,表现为肾脏增大、局部不适、血尿、蛋白尿、高血压等。后者基本病变为肾小管增生和囊状扩张,有不同程度肝门周围纤维化和肝内胆管囊状扩张。临床有肾、肝症状。

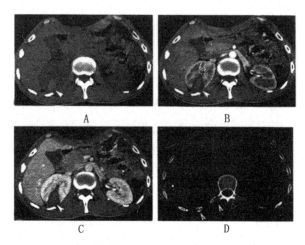

图 4-1　肾破裂

A、B、C、D.为右肾破裂的CT三维重建,右肾上极破裂,边缘不规则,局部未见血液供应

(二)诊断要点

1.单纯囊肿

平扫为圆形或椭圆形低密度灶,水样密度。增强扫描不强化、壁薄(图4-2)。

2.特殊类型

肾盂旁囊肿,位于肾窦内,可能为淋巴源性或肾胚胎组织残余发展而成,低密度,可压迫肾盂和肾盏。还有一种高密度囊肿,平扫比肾实质密度高,可能为出血、含蛋白样物质所致。

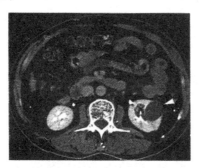

图 4-2 左肾囊肿

CT检查示左肾实质内见一圆形囊状积液,未见强化

3.多囊肾成人型

肾内多发囊状水样低密度,大小不等,不强化。

4.多囊肾儿童型

双肾对称增大有分叶,肾实质密度低,肾盂小,囊肿不易发现,增强扫描肾实质期延长,可见多发、扩张的肾小管密度增高,放射状分布。

(三)鉴别诊断

1.囊性肾癌

癌灶边缘有强化,可伴有后腹膜淋巴结转移及邻近脏器受侵犯等改变。

2.肾母细胞瘤

多见于儿童,为肾脏实质性肿块,肾静脉往往受侵,易发生肺转移。

3.髓质海绵肾

肾皮、髓质交界区多发小钙化灶,呈簇状分布。

(四)特别提示

B超是诊断肾囊肿常用而有效的方法。CT、MRI均明确诊断,并起到鉴别诊断价值。

三、肾结石

(一)病理和临床概述

肾结石在尿路结石中居首位,发病年龄多为 20～50 岁,男性多于女性,多为单侧性。发病部位多见于肾盂输尿管连接部、肾盏次之,偶可见于肾盂源性囊肿或肾囊肿内。病理改变主要为梗阻、积水、感染及对肾盂黏膜和肾实质的损害。结石根据其组成成分分为阳性和阴性结石两类。临床症状主要为血尿、肾绞痛和排石史。当结石并发感染和梗阻性肾积水时,则出现相应临床症状。

(二)诊断要点

平扫可发现阳性及阴性结石,阴性结石密度常高于肾实质,CT 值常为 100 Hu 以上,无增强效应。结石常为圆形、卵圆形、鹿角状。螺旋 CT 薄层扫描可发现<2 mm 的结石。结石继发肾积水表现为患侧肾盂肾盏扩大,为均匀一致的低密度,部分患者在低密度中能发现高密度结石。长期梗阻导致肾皮质萎缩,增强扫描肾实质强化差,集合系统内对比剂浓度低(图 4-3)。

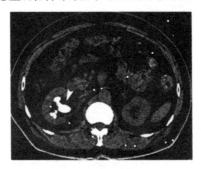

图 4-3　肾结石

CT 检查示肾盂内可见鹿角状高密度灶

(三)鉴别诊断

血凝块,密度明显低于结石;钙化灶,不引起近侧尿路梗阻。

(四)特别提示

腹部 X 线平片能发现 90％以上的阳性结石,能确定结石位置、形状、大小。静脉肾盂造影能发现 X 线平片不能显示的阴性结石,并判断肾积水程度。CT 检查的分辨率明显高于 X 线平片,可同时发现肾及其周围结构的形态学和功能学改变,CT 不仅能发现肾积水的程度,还能确定其梗阻位置。

四、肾结核

(一)病理和临床概述

肾结核 90％为血行感染引起,肺结核是主要原发病灶,骨关节结核、肠结核等也可成为原发灶。其他传播途径尚包括经尿路、经淋巴管和直接蔓延。致病菌到达肾皮髓交界区形成融合的结核结节,感染多是双侧性的。病变发展扩大,结节中心坏死,干酪样物液化排出,形成空洞。病灶常在肾乳头处侵入肾盂、肾盏,进而到达全肾或其他部位,肾结核可随集合系统累及输尿管、膀胱,男性可累及生殖系统。肾结核多见于青壮年,20～40 岁,男性多见,主要症状有尿频、尿痛、米汤样尿及血尿、脓尿等。部分患者有腰痛。

（二）诊断要点

（1）早期肾小球血管丛病变，CT检查无发现。

（2）当病变发展干酪化形成寒性脓肿，破坏肾乳头时，CT见单侧或双侧肾脏增大，肾实质内边缘模糊的单发或多发囊状低密度区，CT值接近于水，增强扫描呈环状强化，与之相通的肾盏变形。

（3）后期肾体积缩小，肾皮质变薄，肾盂、肾盏管壁增厚，不规则狭窄。脓肿溃破可形成肾周或包膜下积脓，肾周间隙弥漫性软组织影。50％可见钙化，"肾自截"可见弥漫性钙化（图4-4）。

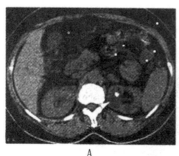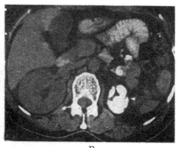

图4-4 肾结核

A.肾结核，肾实质内多发囊状低密度区伴斑点状钙化；B.肾自截，全肾钙化

（三）鉴别诊断

（1）肾囊肿：肾实质内单发或多发类圆形积液，无强化，囊壁极少钙化。

（2）肾积水：积液位于肾盂、肾盏内。

（3）细菌性肾炎：低密度灶内一般不发生钙化。

（四）特别提示

静脉肾盂造影是诊断肾结核的重要方法，但早期不能显示结核病灶，晚期肾功能受损时又不能显影。诊断不明确可选择CT检查，CT的价值在于判断病变在哪侧肾、损害程度，能更好地显示病灶细节、肾功能情况、肾门及腹膜后淋巴结有无肿大，是确定肾结核治疗方案必不可少的检查方法。

五、肾脓肿

（一）病理和临床概述

肾脓肿是肾非特异性化脓性脓肿，主要由血运播散引起，少数由逆行感染所致。常为单侧性病变。其致病菌多为金黄色葡萄球菌，病理改变为致病菌在肾皮质内形成多发局限性脓肿,数个脓肿可合并成较大脓肿,偶尔全肾累及。临床表现有突然起病,畏寒、高热、腰部疼痛、患侧腰肌紧张及肋脊角叩痛、食欲缺乏等。血常规示白细胞计数升高,中性粒细胞比例升高。

(二)诊断要点

1.急性浸润期

CT平扫肾实质内稍低密度,边界不规则病灶,边缘模糊,增强呈边缘清晰的低密度灶。

2.脓肿形成期

可见不规则脓腔,增强呈环状强化,外周见水肿带。脓肿内可见小气泡及液化区。

3.肾周脓肿

脓肿可波及肾周、后腹膜及腰大肌,也可向肾盂内蔓延,形成肾盂积脓(图4-5)。

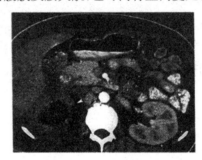

图4-5 肾脓肿

CT示右肾外形增大,边缘模糊,肾实质内见环状强化灶及气体

(三)鉴别诊断

肾结核,半数发生钙化,低密度灶内一般看不见气泡。

(四)特别提示

结合病史、体征、实验室检查和尿路造影可诊断。B超、CT不仅可确定病变部位、程度,还可动态观察。尚可行CT引导下肾脓肿穿刺诊断或治疗。MRI检查T_1WI像呈低信号,T_2WI上呈高信号。

六、肾动脉狭窄

(一)病理和临床概述

肾动脉狭窄是指各种原因引起的肾动脉起始部、主干,或其分支的狭窄,是继发性高血压最常见的原因。常见肾动脉狭窄原因有:①大动脉炎,病变常累及主动脉及其分支,我国多见,主要发生于年轻女性,累及肾动脉者多为单侧,好发于起始部;②肌纤维结构不良,见于年轻男性,肾动脉管壁纤维增生,管腔狭窄,常发生在肾动脉远侧 2/3,多位双侧,呈串珠样;③主动脉粥样硬化,见于老年,常有高血压,糖尿病,多发生在肾动脉起始部。其他原因有先天发育不良、肾动脉瘤、动静脉瘘、外伤、肾移植术后、肾蒂扭转、肾动脉周围压迫等。临床主要表现为短期出现高血压,舒张压升高为主。部分患者腰部可闻及杂音。

(二)诊断要点

CT 显示肾脏形态变小,肾萎缩改变。肾皮质变薄,强化程度减低。部分患者血栓形成并脱落导致肾梗死。CTA 可显示肾动脉狭窄或动脉狭窄后扩张。大动脉炎可见血管壁增厚,呈向心性或新月形增厚。动脉粥样硬化的钙化发生在动脉内膜,血管腔不均匀或偏心狭窄(图 4-6)。

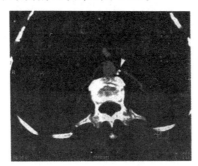

图 4-6　左肾动脉狭窄

曲面重建示左肾动脉起始部钙化引起的左肾动脉狭窄

(三)鉴别诊断

血管造影可明确诊断,一般无须鉴别。

(四)特别提示

本病的早期诊断对于临床治疗有重要影响。CTA、MRA 是无创性检查,诊断敏感性和特异性高,有取代血管造影的趋势。但血管造影是诊断该病的金标准,能准确显示狭窄部位、范围和程度。同时可施行肾动脉球囊扩张或支架置入术治疗肾动脉狭窄。

七、肾肿瘤

肾肿瘤多为恶性,任何肾肿瘤在组织学检查前都应疑为恶性。临床上较常见的肾肿瘤有源自肾实质的肾癌、肾母细胞瘤以及肾盂肾盏发生的移行细胞癌。小儿恶性肿瘤中,肾母细胞瘤占 20% 以上,是小儿最常见的腹部肿瘤。成人恶性肿瘤中肾肿瘤占 2% 左右,绝大部分为肾癌,肾盂癌少见。肾脏良性肿瘤中最常见的是肾血管平滑肌脂肪瘤。

（一）肾血管平滑肌脂肪瘤

1.病理和临床概述

以往认为肾血管平滑肌脂肪瘤是错构瘤，目前通过免疫组化证实该肿瘤系单克隆性生长，是真性肿瘤。绝大部分肾血管平滑肌脂肪瘤是良性，但已有文献报道少数肿瘤恶性变并发生转移。肿瘤主要起源于中胚层，由不同比例的异常血管、平滑肌和脂肪组织组成，一般呈膨胀性生长。肾血管平滑肌脂肪瘤有两个类型：一型合并结节性硬化，此型多见于儿童或青年，肿瘤为双肾多发小肿块。临床无泌尿系症状。另一型不合并结节性硬化，肾肿块单发且较大，有血尿、腰痛等临床症状。肾血管平滑肌脂肪瘤是肾脏自发破裂最常见的原因。从病理学上看，肾血管平滑肌脂肪瘤可以分为上皮样血管平滑肌脂肪瘤和单形性上皮样血管平滑肌脂肪瘤及单纯的血管平滑肌脂肪瘤，前者有上皮样细胞，含有大量血管成分或少量脂肪组织；中者仅含上皮样细胞和丰富的毛细血管网；后者三者按不同比例在瘤内分布。

2.诊断要点

典型表现为肾实质内单发或多发软组织肿块，边界清楚，密度不均匀，内见脂肪密度，CT 值低于－20 Hu。脂肪性低密度灶中夹杂着不同数量的软组织成分，呈网状或蜂窝状分隔。增强后部分组织强化，脂肪组织不强化（图 4-7A）。少部分不含脂肪或含少量脂肪组织（上皮样或单形性上皮样血管平滑肌脂肪瘤）可以类似肾癌样表现，呈不均匀明显强化，包膜不完整，诊断非常困难（图 4-7B～D）。

3.鉴别诊断

（1）肾癌：肿块内一般看不到脂肪组织。

（2）单纯性肾囊肿：为类圆形积液，无强化。

（3）肾脂肪瘤：为单纯脂肪肿块。

4.特别提示

肿瘤内发现脂肪成分是 B 超、CT、MRI 诊断该病的主要征象。如诊断困难，应进一步行 MRI 检查，因 MRI 对脂肪更有特异性。DSA 的典型表现有助于同其他占位病灶的鉴别。少部分肾脏血管平滑肌脂肪瘤伴出血，可以掩盖脂肪的低密度，密度不均匀增高，需要注意鉴别。上皮样或单形性上皮样血管平滑肌脂肪瘤诊断困难者，需要进行穿刺活检。

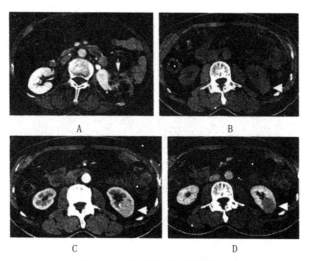

图 4-7 肾血管平滑肌脂肪瘤

A.肾血管平滑肌脂肪瘤,肿块内见较多脂肪组织,肿块不规则,突出肾
轮廓外;B~D.上皮样血管平滑肌脂肪瘤,可见肿块密度均匀,增强动脉
期扫描呈明显均匀强化,静脉期扫描退出呈低密度

(二)肾脏嗜酸细胞腺瘤

1.病理和临床概述

肾脏嗜酸细胞腺瘤是一种较罕见的肾脏实质性肿瘤,虽然近年来人们对此瘤的临床病理特征认识加深,但在实际工作中常误诊为肾细胞癌。1976 年 Klein 和 Valensi 提出肾脏嗜酸细胞腺瘤是一种具有不同于其他肾皮质肿瘤特征的独立肿瘤并获公认。文献报道肾脏嗜酸细胞腺瘤占肾脏肿瘤的 3%~7%,发病率多在 60 岁以上,男性较女性多见。肾嗜酸细胞腺瘤起源于远曲小管和集合管细胞。肿瘤质地均匀,没有坏死、出血及囊性变,而肾细胞癌其肉眼标本最大特点是因瘤体内有出血坏死呈五彩色,即使瘤体小也能见到。该瘤肉眼标本另一个特点是部分肿瘤中央有纤维瘢痕形成。光镜下肿瘤细胞呈巢状或实片状,肾嗜酸细胞腺瘤的胞膜通常不清晰,胞质嗜酸性为此瘤的又一大特点,镜下颗粒粗大,充满胞质,嗜酸性强。肾嗜酸细胞腺瘤无特异性临床表现,通常无症状,瘤体较大者可有腰痛、血尿或腹部包块。该瘤绝大部分为单发,肿瘤大小为 0.6~15.0 cm。常局限肾脏实质,很少侵犯肾包膜和血管。

2.诊断要点

CT 平扫为较均匀的低密度或高密度。增强后各期均匀强化且密度低于肾皮质。比较特异的是,CT 扫描时出现的中央星状瘢痕和轮辐状强化,可提示肾嗜酸细胞腺瘤的诊断。但也有人认为它们并不可靠。轮辐状强化和中央星状瘢痕,也是嫌色细胞癌的表现之一。但如果螺旋 CT 血管期和消退期双期均表现为轮辐状,应疑诊肾嗜酸细胞腺瘤(图 4-8)。

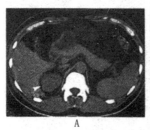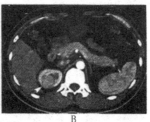

A   B

图 4-8   肾脏嗜酸细胞腺瘤

女性患者,34 岁。体检 B 超发现右肾上极占位,CT 平扫显示右肾上极等密度肿块,动脉期呈均匀中等强化,静脉期扫描呈等低密度,手术病理为右肾上极嗜酸细胞瘤

3.鉴别诊断

(1)肾细胞癌:肿块不出现中央星状瘢痕和轮辐状强化,且易侵犯肾包膜和邻近血管。

(2)肾血管平滑肌脂肪瘤:内可见特异性脂肪组织。

4.特别提示

因肿瘤为良性,如术前能正确诊断,则可采用低温冷冻治疗、肾部分切除或肿瘤射频消融术,从而避免不必要的肾脏切除术。近来发现 MRI 在诊断肾嗜酸细胞瘤方面有独特价值,可显示肿瘤包膜完整、中央星状瘢痕、等或低 T_1 信号、稍低或稍高 T_2 信号及强化情况等,可提示诊断。如果仔细观察肾脏 MRI 形态学特点和特异的信号特征,并结合其他辅助影像检查和病史,对绝大多数肾嗜酸细胞腺瘤及其他肾脏肿块,MRI 能做出正确诊断并指导治疗。

(三)肾细胞癌

1.病理和临床概述

肾细胞癌为肾最常见恶性肿瘤,好发年龄 50～60 岁,男性多见。肾细胞癌起源于肾小管上皮细胞,发生在肾实质内,可有假包膜,易发生囊变、出血、坏死、钙化。肾癌易侵犯肾包膜、肾筋膜、邻近肌肉、血管、淋巴管等,并易在肾静脉、下腔静脉内形成瘤栓,晚期可远处转移。病理类型有透明细胞癌、颗粒细胞癌、梭形细胞癌。典型症状有血尿、腰痛和腹部包块。

2.诊断要点

CT 表现为等密度、低密度或高密度肿块。动态增强:早期大部分肾癌强化明显,CT 值可增加≥40 Hu;皮质期不利于肿瘤显示;实质期呈相对低密度。肿块局限于肾实质内或突出肾轮廓外。肿块与正常肾脏分界不清,边缘较规则或部分不规则。有时肿瘤内有点状、小结节状,边缘弧状钙化。同时注意观察肾周结构有无侵犯,局部淋巴结有无肿大(图 4-9)。

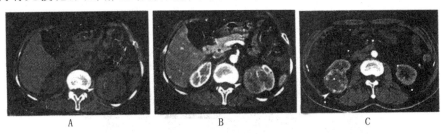

图 4-9　肾癌

A、B、C.CT 检查示肾轮廓增大,肿块呈明显不均匀性强化

3.鉴别诊断

(1)肾盂癌:发生在肾盂,乏血供,肿块强化不明显。

(2)肾血管平滑肌脂肪瘤:肿块内有脂肪组织时容易鉴别,无脂肪组织则难以鉴别。

(3)肾脓肿:脓腔见环状强化,内见小气泡及积液。

4.特别提示

B超检查对肾癌的普查起重要作用,对肾内占位囊性成分的鉴别诊断准确性高。CT 检查可作为术前肾癌分期的主要依据,确定肿瘤有无侵犯周围血管、脏器及淋巴结转移、远处转移。MRI 诊断准确性同 CT,但在诊断淋巴结和血管病变方面优于 CT。

(四)肾窦肿瘤

1.病理和临床概述

肾窦肿瘤,由肾门深入肾实质所围成的腔隙称肾窦,内有肾动脉的分支、肾静脉的属支、肾盂、肾大、小盏、神经、淋巴管和脂肪组织。有研究者将肾窦病变分为 3 种:一类是窦内固有成分发生的病变,如脂肪组织、集合系统、血管及神经组织来源的;一类是外来的从肾实质发展进入肾窦内的病变;另一类是继发的包括转移或腹膜后肿瘤累及肾窦的肿瘤。原发性肾窦内肿瘤非常罕见,发现其病因或发生肿瘤的解剖组织范围很广,从脂肪组织(如脂肪肉瘤)、神经组织(如副神经节细胞瘤)、淋巴组织(如以良性 Castleman 病或恶性淋巴瘤),以及血管来源的血管外皮瘤或肌肉来源的平滑肌瘤、血管平滑肌瘤。肾窦肿瘤以良性为主,恶性较少。患者一般临床上症状无特异性表现,以腰部酸痛最为常见;原发性肾窦肿瘤一般直径在4.0 cm左右,可能出现临床症状才引起患者注意,无血尿。

2.诊断要点

(1)CT 示肾盂肾盏为受压改变,与肾盂肾盏分界清晰、光整。

(2)平扫及增强密度均匀(良性)或不均匀(恶性)。

(3)与肾实质有分界,血管源性肿瘤强化非常明显。

(4)脂肪源性肿瘤内见脂肪组织密度(图 4-10)。

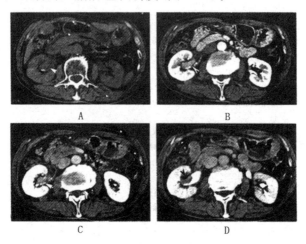

图 4-10　肾窦肿瘤

CT 平扫可见右侧肾窦等密度占位,分泌期扫描可见右侧肾盂受压变扁,但与肿块之间交接光滑,未见受侵犯征象。手术病理为肾窦血管平滑肌瘤

3.鉴别诊断

(1)肾癌,肿块发生于肾实质内,可侵犯肾周及肾窦,一般呈显著强化。

(2)肾盂肿瘤,起源于肾盂,肿块强化差。

4.特别提示

肾区病变的定位对疾病的诊断、手术方案的制订,甚至预后都具有极其重要的临床意义。位于肾窦内的肿瘤一般不需要进行全肾脏切除,而肾实质的肿瘤一般必须全肾切除。CT、IVP、MRI 及肾动脉造影对肾窦肿瘤的定位有重要的临床价值,并对肿瘤的定性也有重要的参考价值。

第二节　膀胱疾病CT诊断

一、膀胱结石

(一)病理和临床概述

膀胱结石95%见于男性,发病年龄多为10岁以下儿童和50岁以上老人。儿童以原发性多见,主要是营养不良所致。继发性则多见于成人,可来源于肾、输尿管,膀胱感染、异物、出口梗阻、膀胱憩室、神经源性膀胱等也可引起继发结石。结石的病理改变是对膀胱黏膜的刺激、继发性炎症、溃疡形成出血、长期阻塞导致膀胱小梁、小房或憩室形成。临床症状主要为疼痛、排尿中断、血尿及膀胱刺激症状。

(二)诊断要点

平扫表现为圆形、卵圆形、不规则形、倒梨形等高密度灶,可单发或多发,大小不一,小至几毫米,大至十余厘米。边缘多光整,CT值常为100 Hu以上,具有移动性;膀胱憩室内结石移动性差(图4-11)。

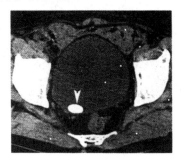

图4-11　膀胱结石

CT显示膀胱后壁见一卵圆形高密度影

(三)鉴别诊断

1.膀胱异物

常有器械检查或手术史,异物有特定形状,如条状等,容易以异物为核心形成结石。

2.膀胱肿瘤

为膀胱壁局限性不规则增厚,可形成软组织肿块,有明显强化。

（四）特别提示

膀胱结石含钙量高，易于在 X 线平片上确诊。CT 对膀胱区可疑病灶定位准确，易于表明位于膀胱腔内、膀胱憩室、膀胱壁及壁外；易于反映膀胱炎等继发改变及膀胱周围改变。一般不需 MRI 检查。

二、膀胱炎

（一）病理和临床概述

膀胱炎临床分型较多，以继发性细菌性膀胱炎多见。致病菌多为大肠埃希菌，且多见于妇女，由上行感染引起，常合并尿道炎和阴道炎。急性膀胱炎病理上局限于黏膜和黏膜下层，以充血、水肿、出血及小溃疡形成为特征；慢性膀胱炎以膀胱壁纤维增生、瘢痕挛缩为特征。主要症状有尿频、尿急、尿痛等膀胱刺激症状。

（二）诊断要点

（1）急性膀胱炎多表现正常，少数 CT 平扫增厚的膀胱壁为软组织密度，增强均匀强化。

（2）慢性膀胱炎表现为膀胱壁增厚，强化程度不如前者，无特征性表现（图 4-12）。

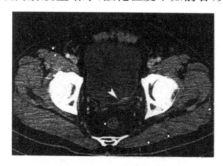

图 4-12　膀胱炎

男性患者，有反复膀胱刺激症状，CT 检查示膀胱左后壁较均匀性增厚、强化

（三）鉴别诊断

（1）膀胱充盈不良性膀胱壁假性增厚，膀胱充盈满意时，假性增厚消失。

（2）先天性膀胱憩室，为膀胱壁局限性外突形成囊袋样影，容易伴发憩室炎及憩室内结石。

（3）膀胱癌，为膀胱壁局限性、不均匀性增厚，强化不均。

（四）特别提示

膀胱炎主要靠临床病史、细菌培养、膀胱镜检查或活检证实，CT 检查结果只作为一个补充。

三、膀胱癌

(一)病理和临床概述

膀胱癌为泌尿系统最常见的恶性肿瘤,男性多见,多见于40岁以上。大部分为移行细胞癌,以淋巴转移居多,其中以闭孔淋巴结和髂外淋巴结最常见,晚期可有血路转移。临床症状为无痛性全程血尿,合并感染者有尿频、尿痛、排尿困难等。

(二)诊断要点

肿瘤好发于膀胱三角区后壁及侧壁;常为多中心。CT表现为膀胱壁向腔内乳头状突起或局部增厚,增强呈较明显强化。当膀胱周围脂肪层消失,表示肿瘤扩展到膀胱壁外,可有边界不清的软组织肿块和盆腔积液,也可有膀胱周围和盆壁淋巴结转移(图4-13)。

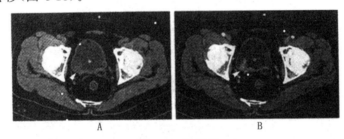

图4-13　膀胱癌

A、B.CT检查示右侧膀胱三角区可见不规则增厚软
组织密度,增强扫描有明显不均匀强化

(三)鉴别诊断

1.膀胱炎

为膀胱壁较广泛均匀性增厚,强化均匀。

2.前列腺肥大

膀胱基底部形成局限性压迹,CT矢状位重建、MRI可鉴别。

3.膀胱血块

平扫为高密度,CT值一般>60 Hu,增强无强化,当膀胱癌伴出血、大量血块包绕肿块时,则难以鉴别。

(四)特别提示

CT可为膀胱癌术前分期提供依据,明确有无周围脏器、盆壁侵犯及淋巴结转移。膀胱癌术后随访可发现复发或并发症。膀胱壁增厚也可见于炎症性病变或放射后损伤。MRI的定位价值更高。

第三节 输尿管疾病CT诊断

一、输尿管外伤

(一)病理和临床概述

输尿管外伤可单发或并发于泌尿系统外伤。泌尿系统遭受任何直接或间接暴力均可导致损伤。近年来,医源性损伤亦逐渐增多。输尿管损伤的病理取决于其损伤的程度。如完全断裂,则尿液积聚于腹膜后以肾后间隙最常见。如有瘢痕收缩则形成狭窄、闭塞和阻塞。临床表现多样,可有伤口漏尿或尿外渗,尿瘘形成;腹膜炎症状;尿道阻塞,无尿等(图4-14)。

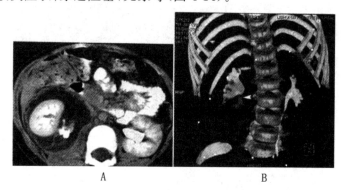

A   B

图4-14 输尿管断裂三维重建

车祸患者,右输尿管上段区见片状造影剂外渗,输尿管中下段未显影

(二)诊断要点

平扫可发现阳性及阴性结石,阴性结石密度也常高于肾实质,CT值常为100 Hu以上,无增强效应。结石多位于输尿管狭窄部位即肾盂输尿管连接部、输尿管与髂动脉交叉处、输尿管膀胱入口处。间接征象可表现为输尿管扩张,肾盂、肾盏积水等,并可显示结石周围软组织炎症、水肿(图4-15)。

(三)鉴别诊断

1.盆腔静脉石

位于静脉走行区,为小圆形高密度灶,病灶中心为低密度。

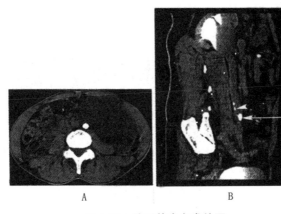

图 4-15　输尿管内多发结石

图中长箭头所示为较大的一颗结石,小箭头为两颗细小结石

2.盆腔骨岛

位于骨骼内。

(四)特别提示

临床诊断以 X 线平片及静脉尿路造影为首选。但 CT 对结石的大小、部位、数目、形状显示更准确,免除了其他结构的影响;同时能易于显示肾盂扩张和肾盂、肾盏积水及梗阻性肾实质改变,能客观评价结石周围炎症、肾功能情况。MRI 水成像能显示梗阻性肾、输尿管积水情况。

二、输尿管炎

(一)病理和临床概述

输尿管炎指发生在输尿管壁的炎症,常由大肠埃希菌、变形杆菌、铜绿假单胞菌、葡萄球菌等致病菌引起。输尿管炎常继发于肾盂肾炎、膀胱炎等;也可因血行、淋巴传播或附近器官的感染蔓延而来(如阑尾炎、盲肠炎);部分患者因医疗器械检查、结石摩擦及药物引起。急性输尿管炎表现为黏膜化脓性炎症;而慢性输尿管炎表现为输尿管壁扩张、变薄,输尿管逐渐延长,也可为管壁增厚、变硬、僵直,致输尿管狭窄。临床症状为尿频、尿急伴有腰痛乏力、尿液浑浊,严重时发生血尿、肾绞痛,尿培养可有细菌。

(二)诊断要点

急性输尿管炎 CT 检查无特异性。

慢性输尿管炎可表现为输尿管壁增厚,管壁不均匀,部分患者出现肾盂积水。输尿管周围炎可出现腹膜后输尿管纤维化(图 4-16)。

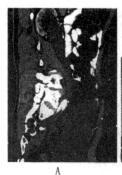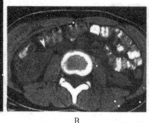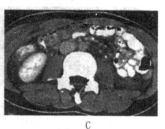

A   B   C

图 4-16　输尿管炎

CT 显示右输尿管中、下段管壁弥漫性增厚、强化,管腔狭

窄,输尿管上段及肾盂、肾盏明显扩张、积水

(三)鉴别诊断

囊性输尿管炎、输尿管癌,难以鉴别;输尿管结核,表现为输尿管壁增厚,管腔狭窄,管壁常可见钙化,常伴有同侧肾脏结核。

(四)特别提示

输尿管炎的诊断应密切结合病史和辅助检查。静脉尿路造影表现为输尿管扩张或狭窄,扭曲变形。CT 检查亦尤明显特异性。对可疑病变可行病理活检。

三、输尿管癌

(一)病理和临床概述

输尿管肿瘤多发生在左侧,尤其是在下 1/3 段。大部分为移行细胞癌,少数为鳞癌、腺癌。原发输尿管移行细胞癌较少见,好发年龄为 50～70 岁,男性多于女性。最常见的症状为间歇性无痛性肉眼或镜下血尿,少数患者可触及腹部肿块,阻塞输尿管可引起肾绞痛。

(二)诊断要点

CT 表现输尿管不规则增厚、狭窄或充盈缺损,肿瘤近侧输尿管及肾盂扩张,三维重建显示最佳。输尿管肿瘤为少血供肿瘤,增强多无强化或轻度强化(图 4-17)。

(三)鉴别诊断

1.血凝块

为输尿管腔内充盈缺损,无强化,管壁不增厚。

2.阴性结石

输尿管内高密度灶,CT 值常为 100 Hu 以上。

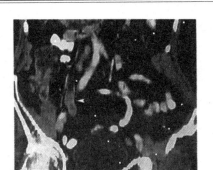

图 4-17　右输尿管癌

CT 显示输尿管中下段及膀胱入口区充满软组织影,管腔闭塞

3.输尿管结核

输尿管壁增厚、管腔狭窄,常伴有钙化。

(四)特别提示

随诊中应注意其余尿路上皮器官发生肿瘤的可能性。CT 检查对诊断输尿管肿瘤起重要作用,不仅能显示肿瘤本身,也可了解肿瘤的侵犯程度,有无淋巴结转移。MRU 对该病的诊断有一定的价值,但对尿路结石的鉴别有困难。

第四节　前列腺疾病 CT 诊断

一、前列腺增生症

(一)病理和临床概述

前列腺增生症又称前列腺肥大,是老年男性的常见病,50 岁以上多见,随着年龄增长发病率逐渐增高。老龄和雌雄激素失衡是前列腺增生的重要病因。前列腺增生开始于围绕尿道精阜部位的腺体,即移行带和尿道周围的腺体组织,最后波及整个前列腺。临床症状主要有进行性排尿困难、尿频、尿潴留、血尿等。

(二)诊断要点

CT 扫描能显示前列腺及其周围解剖并可测量前列腺体积。CT 扫描前列腺上界超过耻骨联合上缘2~3 cm时,才能确诊为增大。增大前列腺压迫并突入膀胱内。增强扫描可见前列腺肥大,有不规则不均匀斑状强化,而肥大的前列腺压迫周围叶使之变扁,密度较低为带状,精囊和直肠可移位(图 4-18)。

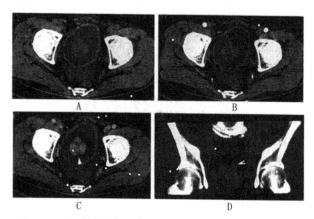

图 4-18　前列腺增生中央叶组织呈不规则状突入膀胱内

（三）鉴别诊断

前列腺癌,较小癌灶 CT 难以鉴别,癌灶巨大伴有周围侵犯、转移时不难鉴别,前列腺一般行 MRI 检查。

（四）特别提示

前列腺肥大需做临床检查,经直肠超声检查为首选检查方法。CT 扫描无特征性,临床常行 MRI 检查,表现为中央带增大,周围带受压、变薄。

二、前列腺癌

（一）病理和临床概述

前列腺癌好发于老年人,95％以上为腺癌,起自边缘部的腺管和腺泡。其余为移行细胞癌、大导管乳头状癌、内膜样癌、鳞状细胞癌。前列腺癌多发生在外周带,大多数为多病灶。前列腺癌大多数为激素依赖型,其发生和发展与雄激素关系密切。临床类型分为临床型癌、隐蔽型癌、偶见型癌、潜伏型癌。早期前列腺癌症状和体征常不明显。后期出现膀胱阻塞症状,如尿流慢、尿中断、排尿困难等。

（二）诊断要点

癌结节局限于包膜内 CT 表现为稍低密度结节或外形轻度隆起,癌侵犯包膜外时常累及精囊,表现为膀胱精囊角消失,也可侵犯膀胱壁。淋巴结转移首先发生于附近盆腔淋巴结。前列腺癌常发生骨转移,以成骨型转移多（图 4-19）。

（三）鉴别诊断

前列腺增生症不会发生邻近脏器侵犯、局部淋巴结转移、成骨转移等恶性征象。

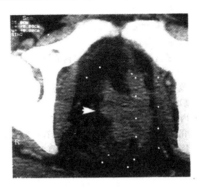

图 4-19　前列腺癌

CT 检查示前列腺内见一分叶状肿块,膀胱及直肠受累

(四)特别提示

前列腺的影像检查以 MRI 为主,MRI 能清晰显示癌灶。CT 不能发现局限于前列腺内较小的癌灶。前列腺 CT 检查的作用是在临床穿刺活检证实为前列腺癌后协助临床分期,并对盆腔、后腹膜淋巴结转移情况进行评估。

第五节　子宫疾病 CT 诊断

一、子宫内膜异位症

(一)病理和临床概述

子宫内膜异位症一般仅见于育龄妇女,是指子宫内膜的腺体和间质出现在子宫肌层或子宫外,如在卵巢、肺、肾等处出现。当内在的子宫内膜出现在子宫肌层时,称子宫腺肌病;当内在的子宫内膜出现在子宫肌层之外的地方,称外在性子宫内膜异位症。子宫内膜异位症的主要病理变化为异位内膜随卵巢激素的变化而发生周期性出血,伴有周围结缔组织增生和粘连。主要症状有周期性发作出现继发性痛经、月经失调、不孕等。

(二)诊断要点

(1)外在性子宫内膜异位征 CT 表现为子宫外盆腔内薄壁含水样密度囊肿或高密度囊肿,多为边界不清,密度不均的囊肿。囊壁不规则强化,囊内容物为稍高密度改变;或为实性包块,边缘清楚。常与子宫、卵巢相连,可单个或多个。

（2）子宫腺肌病表现为子宫影均匀增大，肌层内有子宫膜增生所致的低密度影，常位于子宫影中央。

（三）鉴别诊断

盆腔真性肿瘤，CT 表现上难以区别，一般行 MRI 检查，可见盆腔内新旧不一的出血而加以鉴别。

（四）特别提示

子宫内膜异位征的诊断需结合临床典型病史，其症状随月经周期而变化。B 超为子宫内膜异位症的首选检查方法。CT、MRI 能准确显示病变，可作为鉴别诊断的重要手段。盆腔 MRI 检查可见盆腔内新旧不一的出血而较有特征性。

二、子宫肌瘤

（一）病理和临床概述

子宫肌瘤是女性生殖器中最常见的肿瘤。由子宫平滑肌组织增生而成，其间有少量纤维结缔组织。可单发或多发，按部位分为黏膜下、肌层和浆膜下肌瘤。好发年龄为 30～50 岁。发病可能与长期或过度卵巢雌激素刺激有关。子宫肌瘤恶变罕见，占子宫肌瘤 1% 以下，多见于老年人。子宫肌瘤可合并子宫内膜癌或子宫颈癌。子宫肌瘤临床症状不一，取决于大小、部位及有无扭转。

（二）诊断要点

CT 表现子宫内外形分叶状增大或自子宫向外突出的实性肿块，边界清楚，密度不均匀，可见坏死、囊变及钙化，增强扫描肿瘤组织与肌层同等强化。存在变性时强化程度不一，多低于子宫肌层密度，大的肿瘤内可见云雾状或粗细不均的条状强化。部分患者有点状、环状、条状、块状钙化（图 4-20）。

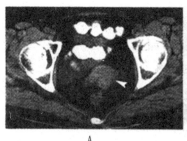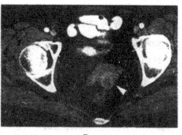

A   B

图 4-20　子宫肌瘤

CT 检查示子宫后壁见一结节突出于轮廓外，密度与正常子宫组织相当；增强后结节强化不均，内见坏死区，而呈相对低密度

(三)鉴别诊断

1.卵巢肿瘤

肿块以卵巢为中心或与卵巢关系密切,常为囊实性,肿块较大,子宫内膜异位症,CT扫描难以鉴别。

2.子宫恶性肿瘤

子宫不规则状增大,肿块密度不均,强化不均匀,可伴周围侵犯及转移等征象。

(四)特别提示

B超检查方便、经济,是首选方法,但视野小,准确性取决于操作者水平。子宫肌瘤进一步检查一般选择MRI扫描,MRI扫描有特征性表现,可准确评估病变部位、大小、内部结构改变等情况。

三、子宫内膜癌及宫颈癌

(一)子宫内膜癌

1.病理和临床概述

子宫内膜癌是发生于子宫内膜的肿瘤,好发于老年患者,大部分在绝经后发病,近20年发病率持续上升,这可能同社会经济不断变化,外源性雌激素广泛应用、肥胖、高血压、糖尿病、不孕、晚绝经患者增加等因素有关。大体病理分为弥漫型和局限型,组织学大部分为起源于内膜腺体的腺癌。子宫内膜癌可与卵巢癌同时发生,也可先后发生乳腺癌、大肠癌、卵巢癌。临床应予以重视。临床症状主要有阴道出血,尤其是绝经后出血及异常分泌物等。

2.诊断要点

CT平扫肿瘤和正常子宫肌层呈等密度。增强扫描子宫体弥漫或局限增大,肿块密度略低,呈菜花样。子宫内膜癌阻塞宫颈内口可见子宫腔常扩大积液。附件侵犯时可见同子宫相连的密度均匀或不均匀肿块,正常脏器外脂肪层界限消失。盆腔种植转移可见子宫直肠窝扁平的软组织肿块。有腹膜后及盆腔淋巴结肿大(图4-21)。

3.鉴别诊断

(1)宫颈癌:肿块发生于宫颈,一般不向上侵犯子宫体。

(2)子宫内膜下平滑肌瘤并发囊变:增强CT正常子宫组织和良性平滑肌瘤的增强比内膜癌明显,钙化和脂肪变性是良性平滑肌瘤的证据。

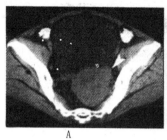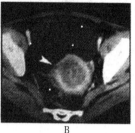

A   B

图 4-21 子宫内膜癌

女性患者,65 岁。绝经后反复阴道出血年余。CT 检查子
宫外形显著增大,宫腔内密度不均,增强呈不均匀强化

4.特别提示

MRI 结合增强检查准确率达 91％,目前国际上采用 MRI 评价治疗子宫内膜癌的客观指标。子宫内膜癌治疗后 10％～20％复发。CT 主要用于检查内膜癌术后是否复发或转移。同时对于制订子宫内膜癌宫腔内放疗计划也有帮助。

(二)宫颈癌

1.病理和临床概述

宫颈癌是女性生殖道最常见的恶性肿瘤,好发于育龄期妇女,其发病与早婚、性生活紊乱、过早性生活及某些病毒感染(如人乳头瘤病毒)等因素有关。宫颈癌好发于子宫鳞状上皮和柱状上皮移行区,由子宫颈上皮不典型增生发展为原位癌,进一步发展成浸润癌,95％为鳞癌,少数为腺癌,尚有腺鳞癌、小细胞癌、腺样囊性癌。临床症状主要有阴道接触性出血、阴道排液,继发感染可有恶臭等。

2.诊断要点

宫颈原位癌 CT 检查不能做出诊断。浸润期癌肿块有内生或外长两种扩散方式。内生性者主要是向阴道穹窿乃至子宫阔韧带浸润;外生性主要向宫颈表面突出,形成息肉或菜花样隆起。CT 表现为子宫颈增大,超过 3 cm,并形成软组织肿块,肿块局限于宫颈或蔓延至子宫旁。肿瘤内出现灶性坏死呈低密度区,宫旁受累时其外形不规则,呈分叶状或三角肿块影,累及直肠时直肠周围脂肪层消失(图 4-22)。

3.鉴别诊断

子宫内膜癌,肿瘤起源于子宫体,肿块较大时两者较难鉴别。

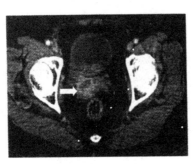

图 4-22　子宫颈癌

子宫颈见肿块,强化不均匀,膀胱壁受累及增厚

4.特别提示

CT 主要用于宫颈癌临床分期及术后随访。宫颈癌术后或放疗后 3 个月内应行 CT 扫描,以后每半年1 次,直至两年。CT 扫描有助于判断肿瘤是否复发、淋巴结转移及其他器官侵犯情况,但不能准确检出膀胱和直肠受累情况,也不能鉴别放射后纤维变。必要时 MRI 检查。

第六节　卵巢疾病 CT 诊断

一、卵巢囊肿

(一)病理和临床概述

卵巢囊肿临床上十分常见,属于瘤样病变。卵巢良性囊性病变包括非瘤性囊肿,即功能性囊肿(主要病理组织学分类有滤泡囊肿、黄体囊肿和生发上皮包涵囊肿);腹膜包裹性囊肿及卵巢子宫内膜异位囊肿和囊性肿瘤样病变。卵巢囊肿多无明显症状。

(二)诊断要点

(1)功能性囊肿 CT 表现为边界清楚、壁薄光滑的单房性水样密度影,直径一般<5 cm(图 4-23),少数为双侧,体积较大,或多发囊样低密度灶,浆液性滤泡囊肿与黄体囊肿 CT 上不能区分。

(2)腹膜包裹性囊肿表现为沿盆壁或肠管走行的形态不规则的囊性低密度区。

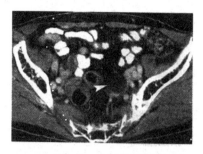

图 4-23　卵巢囊肿

CT 检查示左侧附件区见一类圆形囊状积液影

（3）卵巢子宫内膜异位囊肿表现为薄壁或厚薄不均的多房性囊性低密度区。

（三）鉴别诊断

（1）正常卵泡，较小，一般＜1 cm。

（2）囊腺瘤，为多房囊性肿块，直径常＞5 cm，有强化。

（四）特别提示

B 超、CT、MRI 均能做出正确诊断。但 MRI 检查对囊肿内成分的判断要优于 CT、B 超检查。卵巢囊肿一般不需处理，巨大囊肿可行 B 超或 CT 定位下穿刺抽液。

二、卵巢畸胎瘤

（一）病理和临床概述

卵巢畸胎瘤是由多胚层组织构成的肿瘤。根据其组成成分的分化成熟与否在病理上分为以下几种。①成熟畸胎瘤：属于良性肿瘤，又称皮样囊肿，占畸胎瘤的 95％以上，好发年龄为 20～40 岁，多为单侧、囊性，外表呈球形或结节状，囊内充塞脂类物、毛发、小块骨质、软骨或牙齿，单房或多房，可有壁结节；②未成熟畸胎瘤：好发于儿童、年轻妇女，40 岁以上很少见，肿块较大且多为实性；③成熟畸胎瘤恶变：多为在囊性畸胎瘤基础上出现较大实变区，绝大多数发生于生育年龄，但恶变最常发生于仅占患者 10％的绝经后妇女，患者多为老年多产妇女，恶变机会随年龄增长而增加。皮样囊肿易发生蒂扭转而出现下腹剧痛、恶心、呕吐等急腹症症状。

（二）诊断要点

（1）成熟畸胎瘤 CT 表现为密度不均的囊性肿块，囊壁厚薄不均，可有弧形钙化，瘤内成分混杂，特征性成分如牙齿、骨骼、钙化等，有时可见液平面（图 4-24）。

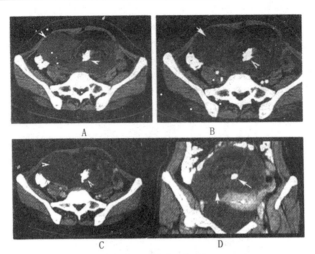

图 4-24　卵巢成熟畸胎瘤(手术病理证实)

盆腔内巨大混杂密度肿块,以脂肪组织为主,并见少许钙化

(2)未成熟畸胎瘤多为单侧性,肿块以实性为主,大多有囊性部分,有的呈囊实性或囊性为主,边缘不规则,有分叶或结节状突起,肿块内多发斑点状钙化和少许小片脂肪密度影为其常见重要征象,实性成分内盘曲的带状略低密度影是另一特征性征象,其病理基础是脑样的神经胶质组织区。

(3)畸胎瘤恶变的征象主要是肿瘤形态不规则,内部密度不均匀,囊壁局部增厚或有实性区域或见乳头状结构。

(三)鉴别诊断

卵巢囊腺瘤,为多房囊性肿块,一般见不到牙齿、骨骼、钙化、脂肪等畸胎瘤特征性成分。

(四)特别提示

当囊性畸胎瘤出现较大实变区时,应考虑为恶变。CT、MRI 检查对囊性畸胎瘤内的脂肪成分较敏感。而 CT 检查对肿瘤内骨性成分和钙化的检出优于MRI 检查。卵巢未成熟畸胎瘤具有复发和转移的潜能,恶性行为的危险性随未成熟组织量的增加而增加,病理级别越高,实性部分越多,也就是说实性成分越多,危险性便越大。

三、卵巢囊腺瘤

(一)病理和临床概述

卵巢囊腺瘤可分为浆液性和黏液性,左右两侧均可发生,有时两侧同时发病。浆液性和黏液性囊腺瘤可同时发生。主要见于育龄妇女,多为单侧性。浆液性囊腺瘤体积较小,可单房或多房,黏液性囊腺瘤体积较大或巨大,多房。临床症状有腹部不适或隐痛、腹部包块、消化不良等,少数有月经紊乱。浆液性囊腺瘤患者有时有腹水。

(二)诊断要点

CT扫描表现为一侧或两侧卵巢区单房或多房囊状积液,分隔及壁菲薄,外缘光滑。其内偶可见实质性壁结节。浆液性囊腺瘤以双侧、单房为特点,囊内密度低,均匀,有时有钙化。黏液性囊腺瘤为单侧、多房,体积大,囊内密度稍高于浆液性囊腺瘤(图4-25)。

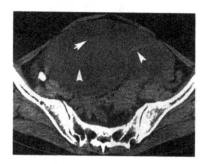

图4-25 卵巢囊腺瘤

下腹部见一巨大多房囊状积液,分隔及壁菲薄,与附件关系较密切

(三)鉴别诊断

(1)卵巢囊腺癌:肿块实性部分较多,分隔及壁增厚,可见强化壁结节,可见周围侵犯、淋巴结转移等征象。

(2)卵巢囊肿:单房多见,直径一般<5 cm。

(3)卵巢畸胎瘤:可见牙齿、骨骼、钙化、脂肪等畸胎瘤特征性成分。

(四)特别提示

CT检查不能区分浆液性和黏液性。MRI和CT检查一样能显示肿瘤大小、形态、内部结构及周围的关系,对浆液性和黏液性的区分较CT有意义。

四、卵巢囊腺癌

(一)病理和临床概述

卵巢囊腺癌,卵巢恶性肿瘤中85%～95%来源于上皮,即卵巢癌。常见的是浆液性和黏液性囊腺癌,两者约占50%。多数患者在早期无明显症状。肿瘤播散主要通过表面种植和淋巴转移,淋巴转移主要到主动脉旁及主动脉前淋巴结。

(二)诊断要点

CT 表现:①盆腔肿块为最常见的表现,盆腔或下腹部巨大囊实性肿块,与附件关系密切,分隔较厚,囊壁边缘不规则,囊内出现软组织密度结节或肿块,增强肿块实性部分明显强化(图 4-26);②大网膜转移时可见饼状大网膜;③腹膜腔播散,表现为腹腔内肝脏边缘,子宫直肠窝等处的不规则软组织结节或肿块;④卵巢癌侵犯邻近脏器,使其周边的脂肪层消失。此外还可见腹水,淋巴结转移,肝转移等表现。

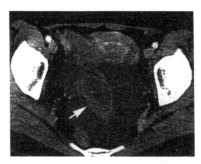

图 4-26　卵巢囊腺癌(手术病理证实)

盆腔内巨大囊实性肿块,实性部分较多,呈不均匀强化,肿块与附件关系密切

(三)鉴别诊断

(1)卵巢囊腺瘤:分隔及壁菲薄,不伴有周围侵犯、转移、腹水等恶性征象。

(2)卵巢子宫内膜异位囊肿:为薄壁或厚薄不均的多房性囊性低密度区,无恶性征象。

(四)特别提示

CT 广泛应用于卵巢癌的临床各期,还应用于放、化疗疗效的评价。MRI 对病变的成分判断更佳,因而诊断更具价值。

第五章

神经系统疾病MR诊断

第一节 脑血管疾病MR诊断

一、高血压脑出血

(一)临床表现以及病理特征

脑出血的常见原因之一就是高血压脑动脉硬化,大部分出血部位在幕上,小脑以及脑干发生出血情况比较少见。患者多数有明确的病史,发病一般呈突发性,并且出血量较多,幕上出血常发生于基底核区,也可以出现在其他的部位。脑室内出血通常与尾状核或基底神经节血肿破入脑室有关,影像学检查结果显示脑室内血肿信号或者密度,同时可见液平面。脑干出血以脑桥病变居多,动脉破裂引起,如果出血过多,造成较大的压力,可以破入第四脑室。

(二)MR影像表现

高血压动脉硬化所引起的脑内血肿的影像表现受血肿发生时间长短的影响。对于发生在早期的脑出血情况,CT结果比MR影像结果更具有参考价值。CT在急性期脑出血情况下,通常表现为高密度。有时小部分因为颅底骨性伪影导致少量幕下出血难以给出确切诊断,但是大部分脑出血均可以清楚地显示。通常情况下,出血后6~8周,因为出血发生溶解,在CT表现为脑脊液密度。血肿的MR影像信号不仅多变,而且受其他多种因素的影响,这些因素除了血红蛋白状态外,还包括氧合作用、磁场强度、脉冲序列、凝血块的时间、红细胞状态等。

MR影像具有观察出血的溶解过程的优点。要想更好地理解出血信号在MR影像变化,必须要了解出血时的生理学改变。比如,急性出血因为含有氧合血红蛋白以及脱氧血红蛋白,所以在 T_1WI 呈等至轻度低信号,在 T_2WI 呈灰至黑色(低信号);亚急性期出血(大部分指 3 天至 3 周)因为正铁血红蛋白的产生,在 T_1WI 以及 T_2WI 呈现高信号表现。伴随着正铁血红蛋白遭遇巨噬细胞吞噬、转化成为含铁血黄素的过程,在 T_2WI 可以看到血肿周围形成一低信号环。以上内容便是出血过程在 MR 影像中的特征,此特征在高场强磁共振仪显像时更加明显。

二、超急性期脑梗死以及急性脑梗死

(一)临床表现以及病理特征

脑梗死具有高发病率、高死亡率及高致残率的特点,是临床中一类常见的疾病,它严重地威胁人类的健康生活。随着关于脑梗死专题的病理生理学研究进程发展,尤其是在"半暗带"概念提出及超微导管溶栓治疗问世之后,临床医生应当及时确诊,即发病超急性期便应当确诊,且对缺血脑组织血流灌注状态进行正确评估,如此结合实际情况来确定最佳效果的治疗方案。

临床上有效地诊断缺血性脑梗死的方法是进行 MR 影像检查。超急性期脑梗死指的是发生在6分钟之内的脑梗死情况。一般情况下,梗死在发生 4 分钟之后,因为患者的病变区可能有较长时间的缺氧缺血,细胞膜离子泵出现衰竭,导致细胞毒性脑水肿。基本上 6 小时之后,血-脑屏障便会被破坏,引发血管源性脑水肿,此时,脑细胞慢慢坏死,一至两周后,脑水肿情况变轻,坏死脑细胞液化,梗死区则产生了大量吞噬细胞清除坏死的组织。病变区的胶质细胞开始增生,肉芽组织逐渐形成。经过 8～10 周,会形成囊性的软化灶。小部分缺血性脑梗死患者在病发的1～2 天因血液再灌注而出现梗死区出血情况,继而转变成出血性脑梗死。

(二)MR 影像表现

一般在诊断脑梗死的早期就应用常规 MR 影像的方法。脑梗死一般需要在患者发病 6 分钟以后才会显示出病灶,而常规 MR 影像的特异性比较低,无法明确半暗带的大小,也不能确定病变的具体范围,对于急性脑梗死与短暂性缺血发作无法高效地区分。因此 MR 影像不能提供足够的价值。但目前的 MR 影像成像技术已经进一步发展,功能性的检查能够带来丰富充足的诊断信息,从而导致缺血性脑梗死的诊断发生了突破性的进展。

脑梗死超急性期,T_2WI 上的脑血管将有异常的信号:原血管流空效应消失,增强扫描 T_1WI 出现动脉增强影像。该现象是因病患的脑血流的速度减慢,

在发病 3~6 分钟之后此征象便可出现,血管内强化的现象通常是发生在梗死区域或者周边位置,其中皮质部位梗死更加常见,其次是深部白质部位梗死,一般基底核、脑桥、内囊、丘脑的腔隙性梗死不会有血管强化现象,大范围脑干梗死时可能会见血管内强化。

因为脑脊液与脑皮质的部分容积效应,还有流动伪影的干扰,使用常规 T_2WI 并不能发现大脑皮质灰白质交界处的病灶以及脑室旁的深部脑白质病灶,并且不容易对脑梗死的分期进行鉴别。FLAIR 序列对脑脊液信号有抑制作用,且能扩大 T_2 权重成分,减少背景信号干扰,如此可使得病灶与正常组织的差异性明显增加,更加容易发现病灶的所在。可以鉴别陈旧性以及新鲜性梗死灶是有关 FLAIR 序列的另一特点。新鲜性梗死灶与陈旧性梗死灶于 T_2WI 中都是高信号。FLAIR 序列之中,陈旧性梗死灶易出现液化,其含自由水,使得 T_1 值同脑脊液类似,因而软化灶是低信号,或是低信号的周边环状高信号;且新病灶含结合水,导致 T_1 数值比脑脊液短,呈高信号。但是即使如此 FLAIR 序列仍然不能够对脑梗死做出精确的分期,并且 FLAIR 对低于 6 分钟的超急性期病灶检出概率较低,而使用 DWI 技术则可以有效检出,因此在脑梗死中迅速应用开来。

DWI 对缺血变化十分敏感,尤其是超急性期,脑组织在出现急性缺血后,会出现缺氧症状,出现 Na^+-K^+-ATP酶泵功能变弱,导致水、钠滞留,引发细胞毒性水肿,且水分子弥散运动也会慢慢降低,ADC 数值降低,而后出现血管源性水肿,细胞溶解,产生软化灶。而在亚急性期 ADC 值大部分发生降低。DWI 图与 ADC 图的信号表现相反,在 DWI 弥散快(ADC 值高)的组织通常呈现为低信号,而 DWI 弥散慢(ADC 值低)的组织呈现为高信号。人脑在发病 2 分钟之后便可以使用 DWI 检查,此时可发现直径大小为 4 mm 的腔隙性病灶。急性期病例 T_2WI、T_1WI 都能正常显示,使用 FLAIR 可部分显示出病灶情况,DWI 技术能看到神经体征对应区域的高信号,病患发病 6 分钟之后,通过 T_2WI 能看到存在病灶,但病变范围显著小于 DWI 检查。信号强度也比 DWI 检查要低,发病 1~3 天,使用 DWI 技术与 T_1WI、FLAIR、T_2W,其病变范围的显示结果都一致。3 天后,患者进入慢性期阶段。随诊可以发现 T_2WI 仍然是高信号,DWI 信号降低,对于不同的病理进程,信号表现各有差异。DWI 信号随着患者病发时间延长而继续降低,表现是低信号。ADC 值显著升高。由此可见,使用 DWI 能够定性分析急性的脑梗死,还能定量分析,可区分陈旧脑梗死与新脑梗死,并对疗效与预后进行评价(定量分析是通过 ADC 与 rADC 值计算来完成)。

DWI、T_1WI、FLAIR、T_2WI 的敏感性分析：FLAIR 序列在急性脑梗死的诊疗上优于 T_1WI、T_2WI，能更早显示出病变，可用 FLAIR 成像代替常规 T_2WI；而 DWI 对病变的显示则十分敏感，对比正常组织与病变组织具有良好的效果。其出现的异常信号范围会高于常规 T_2WI 以及 FLAIR 序列，由此能够判定，DWI 的敏感程度最高，考虑到 DWI 空间分辨率偏弱，磁敏感性伪影会对实际的颅底部病变产生影响，诸如小脑、额中底部、颞极。在这一方面，FLAIR 能显示得更清晰。总而言之，FLAIR 技术同 DWI 在急性脑梗死病变评价诊疗上有重要的价值，通过合理的使用能够尽早并准确地判断出早期脑梗死，区分陈旧脑梗死与新脑梗死，对溶栓灌注治疗有重要意义。

PWI 显示脑梗死病灶比其他 MR 影像更早，且可定量分析 CBF。在大部分案例当中，DWI 同 PWI 的表现有一定差异。PWI 显示在超急性期，其脑组织血流灌注的异常区比 DWI 显示出的异常信号区要大。而 DWI 显示异常信号区主要在病灶中心。在急性期，围绕异常弥散中心的周边弥散组织为缺血半暗带，其在灌注下减少，因病程发展而日益加重。若不能及时加以治疗，DWI 显示的异常信号区将日益增大。慢慢同 PWI 所展示的血流灌注异常区域相同，最终成为梗死灶。使用 PWI 和 DWI 两项技术，有可能区分可恢复性缺血脑组织与真正的脑梗死。

核磁共振 S 可区分水质子信号与其他化合物或原子中质子产生的信号，使脑梗死的分析研究至细胞代谢水平，如此能够有效帮助脑梗死病理变化以及生理变化的理解。在早期诊断以及疗效和预后的判断上都有益处。急性脑梗死 ^{31}P-磁共振 S（^{31}P-MRS）以磷酸肌酸（PCr）与 ATP 数值降低为主，无机磷酸盐（Pi）升高，而 pH 慢慢降低。在病发后几周内便可通过 ^{31}P-MR S 显示的异常信号变化来判断梗死病变区域的代谢情况。脑梗死发生 24 分钟内，[1]H-MR S 显示病变区乳酸持续性升高，这与葡萄糖无氧酵解有关。有时可见 NAA 降低，或因髓鞘破坏出现 Cho 升高。

三、静脉窦闭塞

（一）临床表现以及病理特征

脑静脉窦血栓为特殊的脑血管病，其可以划分成感染性与非感染性两种。感染性多是因头面部感染、败血症、脑脓肿、化脓性脑膜炎引起，多是继发性，而非感染性脑静脉窦血栓则主要是因消耗性疾病、部分血液病、严重脱水、口服避孕药、妊娠、外伤等引起。脑静脉窦血栓的临床表现主要是颅内高压、视力下降、呕吐、偏瘫、头痛、偏侧肢体无力、视盘水肿等。

脑静脉窦血栓的发病机制与动脉血栓的产生不同,病理变化也不一样。因脑脊液吸收障碍以及脑静脉回流障碍引发脑静脉窦血栓,在静脉窦阻塞,殃及大量侧支静脉,或是血栓延伸到脑皮质静脉的情况下便会导致脑静脉回流障碍,或是出现脑脊液循环障碍、颅内压增高,引发脑水肿、坏死、出血。在疾病晚期,颅内高压越发严重且静脉血流淤滞到严重程度的情况下,便会使得动脉血流速降低,出现脑组织缺氧缺血乃至梗死。脑静脉窦血栓的临床表现十分复杂,因病期差异、血栓范围差异、部位差异、病因差异都能影响其临床表现。

(二)MR 影像表现

脑静脉窦血栓的检查需要使用 MR 影像,其在诊断上具有良好的优势,通常情况下无须增强扫描。使用核 MRV 能代替 DSA 检查。目前来说,脑静脉窦血栓最为经常发生在上矢状窦,产生时间长短不同,MR 影像也不同,因此诊断难度大大增加。急性期静脉窦血栓往往具有显著高信号或者是中等信号。T_2WI 则显示出静脉窦内有非常低的信号,但静脉窦壁的信号却很高。随时间延长,T_1WI 与 T_2WI 都表现出高信号。有时是 T_1WI,血栓边缘则为高信号,中心位置为中等信号,该变化过程同脑内血肿变化一致。T_2WI 表现的是静脉窦内流空信号,在病程不断发展之后便闭塞、萎缩。

(三)静脉窦闭塞

通过时间(TR)的缩短会让正常人脑静脉窦出现 T_1WI 信号升高的现象,这会同静脉窦血栓混淆。因磁共振流入增强效应,在 T_1WI 中,正常的脑静脉窦表现同静脉窦血栓的表现相同,都是从流空信号转变成明亮信号,此外,静脉窦信号强度还受血流速率影响,流速缓慢时,信号强度将增高。颈静脉球内涡流与乙状窦经常于 SE 图像中出现高信号。颞静脉有大逆流,能令一些小的横窦出现高信号。为此,这些病例表现十分容易混淆,需要注意区分,通过更改扫描层面、升高 TR 时间、使用磁共振 V(MRV)检查等手段深入鉴别。

MRV 这一技术能够反映出脑静脉窦的血流情况及其形态。因此能为静脉窦栓的诊断提供帮助,静脉窦栓的表现主要是不规则狭窄,受累静脉窦闭塞,呈现充盈缺损。因静脉回流的障碍,将出现静脉血瘀滞、深部静脉扩张以及脑表面静脉扩张,产生侧支循环。然而如果静脉窦发育不是十分完善,存在发育不良问题时,使用 MRV 诊断与 MR 影像将出现干扰。使用对比剂来增强 MRV 效果,能够获得十分清楚的图像。分析大脑的静脉系统,其分成深静脉系统与浅静脉系统,深静脉系统包括基底静脉和 Galen 静脉。使用对比剂增强效果时,深静脉的显示更加清楚。在 Galen 静脉有血栓形成的情况下,可以发现苍白球、壳核、尾状核、双侧丘脑等局部引流区有水肿现象,且侧脑室增大。通常认定 Monro 孔梗阻出现的原因不是静脉压升高而是水肿。

四、动脉瘤

(一)临床表现以及病理特征

脑动脉瘤是脑动脉的局限性扩张,发病率较高。患者主要症状有出血、局灶性神经功能障碍、脑血管痉挛等。大部分的囊性动脉瘤不是因为单一因素引起,是先天因素与后天因素共同作用的结果,先天血管发育不完善加之后天脑血管病变作用产生。此外,动脉瘤因素还与感染、烟酒、可卡因的滥用、高血压、部分遗传因素、避孕药、创伤等因素有关。

动脉瘤破裂危险因素包括瘤体大小、部位、形状、多发、性别、年龄等。瘤体大小是最主要因素,尤其是基底动脉末端动脉瘤,极易出血,烟酒、高血压因素都会引发其破裂。32%～52%的蛛网膜下腔出血为动脉瘤破裂引起。治疗时机不同,治疗方法、预后和康复差别很大。对于未破裂的动脉瘤,目前主张早期诊断及早期外科手术。

(二)MR 影像表现

影像中,动脉瘤具有十分清楚的边界低信号,且同动脉相连。产生血栓之后,动脉瘤的信号强度差异能够帮助确定瘤腔大小、血栓范围及是否有并发出血现象。瘤腔大部分位于动脉瘤中央位置,一般是低信号(血液滞留则出现高信号)。血红蛋白代谢处于不同的阶段,那么血栓的信号也不一样。

动脉瘤破裂时常伴蛛网膜下腔出血。两侧大脑间裂蛛网膜下腔出血往往同前交通动脉瘤的破裂存在联系,第四脑室内出现的血块则往往是因小脑后下动脉的动脉瘤破裂,外侧裂蛛网膜下腔出血则是同大脑中动脉的动脉瘤破裂相关联,第三脑室内血块往往是由于前交通动脉瘤破裂,双侧侧脑室则受大脑中动脉动脉瘤破裂影响。

五、血管畸形

(一)临床表现以及病理特征

血管畸形与胚胎发育异常有关,包括毛细血管扩张症、脑静脉畸形、海绵状血管瘤、静脉瘤等等。动静脉畸形是最为常见的脑血管畸形,动脉同静脉之间无毛细血管而直接连接(动静脉短路)。出现畸形的血管团,其大小各不相等,多发于大脑中动脉系统之中。因动静脉畸形是动静脉直接连接,局部脑组织常处于低灌注状态易梗死或缺血,且畸形血管本身容易破裂而导致自发性出血。症状主要是进行性的神经功能障碍、血管性头痛、癫痫发作等。

(二)MR 影像表现

脑动静脉畸形时,MR 影像显示脑内流空现象,即低信号环状或线状结构,代表血管内高速血流。在注射 Gd 对比剂后,高速血流的血管通常不增强,而低速血流的血管往往明显增强。GRE 图像有助于评价血管性病变。CT 可见形态不规则、边缘不清楚的等或高密度点状、弧线状血管影,钙化。

中枢神经系统的海绵状血管瘤并不少见。典型 MR 影像表现为,在 T_1WI 及 T_2WI,病变区域为混杂信号或者出现高信号,有些患者则出现了网络状结构或是桑葚状结构;T_2WI 中,出现了低信号含铁血黄素。在 GRE 图像,因磁敏感效应的提升,有更显著的低信号,能更快检出小海绵状血管瘤。MR 影像的诊断敏感性、特异性及对病灶结构的显示均优于 CT。部分海绵状血管瘤具有生长趋势,MR 影像随诊可了解其发展情况,脑出血也受毛细血管扩张症的影响。使用 CT 扫描或是使用常规血管造影的结果为阴性。使用 MR 影像检查可发现小微出血,能够帮助诊断。因血流较缓慢,使用对比剂后可见病灶增强。

脑静脉畸形或静脉瘤较少引起脑出血,典型 MR 影像表现为注射 Gd 对比剂后,病灶呈"水母头"样,经中央髓静脉引流。合并海绵状血管瘤时,可有出血表现。注射对比剂前,较大的静脉分支在 MR 影像呈流空低信号。有时,质子密度像可见线样高或低信号。静脉畸形的血流速度缓慢,MRA 成像时如选择恰当的血流速度,常可显示病变。血管造影检查时,动脉期表现正常,静脉期可见扩张的髓静脉分支。

第二节　颅脑外伤 MR 诊断

一、硬膜外血肿

(一)临床表现以及病理特征

大约 30% 的外伤性颅内血肿均属于硬膜外血肿,其血肿位于颅骨内板与硬脑膜之间。引起出血的原因包括:上矢状窦或横窦,骨折线经静脉窦致出血;而若是脑膜中动脉,则是其经棘孔至颅内后,沿颅骨内板脑膜中动脉沟走行,于翼点分成两支,均可破裂出血;膜前动脉和筛前、筛后动脉;膜中静脉;主要是导血管或者板障静脉,颅骨板障内存在穿透颅骨导血管与网状板障静脉,出现损伤引发出血,而后沿骨折线至硬膜外产生血肿。

大多数发生急性硬膜外血肿的患者均有外伤史,所以临床可以快速诊断。一般慢性硬膜外血肿比较少见,占 3.5%～3.9%,并且其发病机制、临床表现及影像征象均与急性血肿有所不同。慢性硬膜外血肿的临床上多表现为慢性颅内压增高,其症状轻微但是持续时间较长,可表现为头痛、呕吐以及视盘水肿。大部分没有脑局灶定位体征。

(二)MR 影像表现

临床上最快速、最简单、最准确的诊断硬膜外血肿的方法是进行头颅 CT 检查。其最佳征象表现为高密度双凸面脑外占位。在 MR 影像可见血肿与脑组织之间的细黑线,即移位的硬脑膜。急性期硬膜外血肿在多数序列与脑皮质信号相同。

(三)鉴别诊断

需要与转移瘤、脑膜瘤以及硬膜结核瘤进行鉴别诊断。转移瘤可能伴随发生邻近颅骨病变。脑膜瘤以及硬膜结核瘤均可以看出明显的强化病灶。

二、硬膜下血肿

(一)临床表现以及病理特征

临床中最常见的颅内血肿情况为硬膜下血肿,主要发生于硬脑膜以及蛛网膜之间。这种情况大部分是因为直接颅脑外伤而引起,但间接外伤也可以导致。1/3～1/2 的情况表现为双侧性的血肿。如果外伤撕裂了横跨硬膜下的桥静脉,可以导致硬膜下出血。

临床上由于部位不同以及进展快慢略有差异,所以临床表现会有很多样化。慢性型患者自发生外伤到有症状出现这之间有一静止期,大多数由皮质小血管或者矢状窦旁桥静脉损伤引起。如果血液流入到硬膜下间隙并且发生自行凝结,此时出血量少,便可无明显症状表现。大约3周之后血肿周围开始形成纤维囊壁,血肿渐渐液化,其蛋白分解,囊内渗透压升高,脑脊液渗入囊内,导致血肿体积逐渐增大,压迫脑组织出现症状。

(二)CT 及 MR 影像表现

依据血肿的形态、密度以及一些间接征象可以进行 CT 诊断。大部分表现为颅骨内板下新月形均匀一致的高密度。有些为条带弧状或梭形混合性硬膜外、下血肿,CT 无法分辨。MR 影像在显示较小硬膜下血肿和确定血肿范围方面更具优势。矢状面与冠状面 MR 影像能够帮助检测出颞叶下的中颅凹内血肿、头顶部血肿、大脑镰及靠近小脑幕的血肿。在 MR 检查中,其影像是低信号,如此能便于血肿位置的确定,判定是在硬膜外还是在硬膜下。在 FLAIR 序列,硬膜下血肿表现为条弧状、月牙状高信号,与脑回、脑沟分界清楚。

(三)鉴别诊断

在诊断中需要与硬膜下水瘤,硬膜下渗出及由慢性脑膜炎、分流术后、低颅内压等所致硬脑膜病进行鉴别诊断。

三、外伤性蛛网膜下腔出血

(一)临床表现以及病理特征

本病系颅脑损伤后由于脑表面血管破裂或脑挫伤出血进入蛛网膜下腔,并积聚于脑沟、脑裂和脑池。因病患本身出血量存在差异,其出血的部位以及病患的年龄都会对症状产生不同的影响作用,有些患者在症状较轻时基本没有症状,而有些患者则出现昏迷等严重症状。大部分的患者在外伤之后,会出现脑膜刺激征,其表现为剧烈头痛、呕吐、颈项强直等。少数患者早期可出现精神症状。腰椎穿刺脑脊液检查可确诊。

相关的病理过程如下:蛛网膜下腔流入血液,颅内体积因此增大,颅内压随之升高,脑脊液刺激脑膜,引发化学性脑膜炎;血性脑脊液直接刺激血管或血细胞产生多种血管收缩物质,引起脑血管痉挛,导致脑缺血、脑梗死。

(二)CT 及 MR 影像表现

CT 可见蛛网膜下腔高密度,多位于大脑外侧裂、前纵裂池、后纵裂池、鞍上池和环池。但 CT 阳性率随时间延长而慢慢减少,经调查发现,出现外伤 24 分钟内超过 95%,但 1 周之后便低于 20%,到 2 周后基本为零。而 MR 影像在亚急性和慢性期可以弥补 CT 的不足。在 GRE T_2WI,蛛网膜下腔出血呈沿脑沟分布的低信号。本病急性期在常规 T_1WI、T_2WI 无特异征象,在 FLAIR 序列则显示脑沟、脑裂、脑池内条弧线状高信号。

四、弥漫性轴索损伤

(一)临床表现以及病理特征

脑弥漫性轴索损伤(DAI)是一种严重的闭合性颅脑损伤病变,具有高致残率和死亡率,临床症状严重。可能出现脱髓鞘改变以及轴索微胶质增生,可能伴有出血。神经轴索会断裂、折曲,而导致轴浆外溢,产生轴索回缩球,或产生微胶质细胞簇。存在不同程度的脑实质胶质细胞变形肿胀,出现血管周围的间隙扩大现象。毛细血管也会有损伤引发脑实质和蛛网膜下腔出血。

DAI患者常有明显的神经学损害,并出现丧失意识的现象,很多患者在受伤后便出现原发性的持久昏迷,有出现清醒期的,清醒时间较短。DAI病患意识丧失主要是因为广泛性大脑轴索损伤,这会中断皮质下中枢与皮质的联系,昏迷时间长短同轴索损伤程度及其数量相关,临床上将DAI划分成重度、中度与轻度三种。

(二)CT及MR影像表现

CT影像可观察到,脑组织存在弥漫性肿胀,灰质同白质间的边界并不清晰,交界处有一些斑点状的高密度出血灶,患者常伴有蛛网膜下腔出血。脑池脑室会因压力而变小,没有局部占位现象。MR影像特征如下。①弥漫性脑肿胀:两侧大脑半球的皮髓质交界位置有较模糊的长 T_1、长 T_2 信号,在 FLAIR 序列出现斑点状不均匀的中高信号;观察可见脑组织饱满,脑沟、脑池因压力而出现闭塞或变窄,大多是脑叶受累。②脑实质出血灶:有单发性与多发性两种,直径基本低于 2.0 cm,不产生血肿,没有显著的占位效应;多是位于皮髓质交界部、脑干上端、小脑、基底核区、胼胝体周围;急性期有短 T_2、长 T_1 信号,而亚急性期则是长 T_2、短 T_1 信号,在 FLAIR 出现斑点状高信号。③脑室和/或蛛网膜下腔出血:蛛网膜下腔出血一般是发生于脑干周围,环池、四叠体池、幕切迹;脑室出血则主要是第三脑室、侧脑室;出血超急性期与急性期,T_1WI、T_2WI 平扫显示不明显,而亚急性期,则出现长 T_2 信号、短 T_1 信号,FLAIR 出现高信号。④其他损伤:合并颅骨骨折,硬膜下、硬膜外血肿。

(三)鉴别诊断

(1)DAI同脑挫裂伤之间的差异:DAI的出血位置同外力作用没有关联,出血主要见于皮髓质交界区、胼胝体、小脑、脑干等位置,有斑点状或类圆形,直径基本低于 2.0 cm;而脑挫裂伤者是在于对冲部位或者着力部位,一般是不规则形状或者斑片状,直径可 >2.0 cm,常累及皮质。

(2)DAI与单纯性硬膜外、硬膜下血肿鉴别:DAI合并出现的硬膜下血肿与硬膜外血肿是新月形或者"梭形",较为局限,无显著占位效应。这可能是因为DAI患者出血量较少,存在弥漫性肿胀。

五、脑挫裂伤

(一)临床表现以及病理特征

脑挫裂伤是最常见的颅脑损伤之一。脑组织的深浅层存在点状出血,伴随静脉淤血、脑组织水肿等症状便是脑挫伤,如果是血管断裂、软脑膜断裂或是脑组织断裂则是脑裂伤,两个都统一叫作脑挫裂伤。挫裂伤的部位主要是额颞叶。脑挫裂伤病情与其部位、范围和程度有关。范围越广、越接近颞底,临床症状越重,预后越差。

(二)MR 影像表现

MR 影像征象复杂多样,与挫裂伤后脑组织水肿、液化、出血相关联。出血性的脑挫裂伤,是因血肿组织中的血红蛋白变化而变化的,最初的含氧血红蛋白因缺氧而变为去氧血红蛋白,再转变成正铁血红蛋白,最后为含铁血黄素,病灶的 MR 影像信号也随之变化。对于非出血性脑损伤病灶,大多是长 T_1、长 T_2 信号。因脑脊液流动有伪影,且有的相邻脑皮质出现部分容积效应,使得灰白质交界位置与大脑皮质病灶不容易显示出来,且不容易鉴别出软化与水肿的差异。FLAIR 序列会对自由水有抑制作用,仅显示结合水,因此在脑挫裂伤的鉴别评估上能够给予重要的帮助,尤其是病变范围的确定,蛛网膜下腔是否出血的判断,重要功能区的病灶检出等都有重要价值。

第三节 颅脑肿瘤 MR 诊断

一、星形细胞瘤

(一)临床表现以及病理特征

中枢神经系统中最为常见的原发性肿瘤便是神经胶质瘤,发生概率大概是脑肿瘤的 40%,预后较差。于胶质瘤中,最常见的便是星形细胞瘤,占比达到75%左右,幕上多见。根据 WHO 肿瘤分类标准,可以将星形细胞瘤划分成Ⅰ级~Ⅳ级四个级别,其中Ⅲ级是间变型,Ⅳ级是多形性胶质母细胞瘤。

(二)MR 影像表现

MR 影像中,星形细胞瘤的征象也各有差异,一般来说,较低级别的,其边界大都清晰可见,水肿程度轻,信号均匀,占位效应也较轻,很少出血。而较高级别也就是高度恶性的,其边界模糊,有明显的水肿现象与占位效应,较常出血,信号不均匀。尽管不同级别的信号强度有差,异但没有统计学意义。使用常规 T_1WI进行扫描增强可发现血-脑屏障被破坏后,其对比剂聚集组织间隙的情况,没有组织特异性。该疾病破坏血-脑屏障的机制主要是因为肿瘤导致毛细血管被破坏，或者新生的异常毛细血管形成了病变组织血管。对于肿瘤强化与否这一问题，反映的是生成肿瘤血管上存在局限性。

虽然使用 MR 影像能够较为准确地诊断星形细胞瘤，然而对于治疗方案，仍有局限性。因治疗方法的选择，应以病理分级不同而异。一些新的扫描序列，如DWI、PWI、MRS 等，有可能对星形细胞瘤的诊断、病理分级、预后及疗效做出更准确的判断。

PWI 能对血流微循环进行评价，判定毛细血管床血流分布特征。现阶段，PWI 法是在活体评价肿瘤血管生成最可靠的方法之一，可对星形细胞瘤的术前分级及肿瘤侵犯范围提供有价值信息。

MRS 基于化学位移与 MR 现象可分析特定原子核及其化合物，能在没有损伤的情况下进行活体组织生化变化分析，并定量分析化合物，研究组织代谢。脑肿瘤因其对神经元破坏情况差异、组成差异、细胞分化程度差异，使得最终的MRS 表现各不相同。MRS 对星形细胞瘤定性诊断和良恶性程度判断具有一定特异性。

二、胶质瘤病

(一)临床表现以及病理特征

在颅内疾病中比较少见，症状包括精神异常、性格改变、记忆力下降与头痛等，病程数周至数年不等。该肿瘤大都侵犯大脑半球的两个以上部位(含两个)，可累及皮质乃至皮质下白质。胶质瘤细胞一般是星形细胞，于人体的中枢神经系统中过度增生，并沿神经轴突周围及血管周围浸润性生长，神经结构则较为正常。该病灶多累及脑白质，少数累及大脑灰质，病变的脑组织区域出现弥漫性的轻度肿胀，无清晰边界。

(二)MR 影像表现

MR 影像特征如下：T_1WI 出现片状弥散性的低信号，而在 T_2WI 则出现强度较均匀的高信号。T_2WI 显示病变则更加清晰，病灶的边界十分模糊，经常出现脑水肿，累及的脑组织出现肿胀，脑沟消失或者变浅，脑室变小。因神经胶质细胞仅弥漫性瘤样增生，其原神经解剖结构没有变化，因而 MR 影像没有显著的出血现象或坏死现象。

(三)鉴别诊断

脑胶质瘤病虽然归属肿瘤疾病，然而肿瘤细胞浸润性分散生长，没有成团，影像的表现并不典型,容易出现误诊现象,为此需要留意一些疾病,排除后方可确诊。

(1)多中心胶质瘤:胶质瘤细胞弥漫浸润性生长,颅内有超过两个的原发胶质瘤,各瘤体无组织学联系,分离生长,影像为大片状。

(2)多形性胶质母细胞瘤等恶性浸润胶质瘤。该类胶质瘤存在坏死囊变现象,MR 的影像有显著的占位效应,且信号不均,增强扫描则有不同的显著强化表现。

(3)各病毒性脑炎与脑白质病:此类疾病同脑胶质瘤病早期影像近似,多数患者在使用大量的激素类药物与抗生素药物出现进行性病情加重现象,MR 复查影像可发现有逐渐明显的占位效应,出现肿瘤细胞浸润发展,如此可以区分。

三、室管膜瘤

(一)临床表现以及病理特征

室管膜瘤起源于室管膜或室管膜残余部位,比较少见。本病主要发生在儿童和青少年,5 岁以下占 50%,居儿童期幕下肿瘤第三位。男多于女。其病程与临床表现主要取决于肿瘤的部位,位于第四脑室者病程较短,侧脑室者病程较长。常有颅内压增高表现。

颅内好发部位依次为第四脑室、侧脑室、第三脑室和导水管。幕下占 60%～70%,特别是第四脑室。好发部位在于脑顶叶、枕叶、颞叶交界之处,大部分含大囊,一半出现钙化。病理学诊断主要依靠瘤细胞排列成菊形团或血管周假菊形团这一特点。肿瘤细胞脱落后,可随脑脊液种植转移。

(二)MR 影像表现

(1)脑室内肿物,或者出现围绕脑室的肿物,多为不规则形,无整齐边界,或出现了呈分叶状的实质性占位病变。

(2)脑室内病变边缘较为光滑,周边位置没有水肿,质地较为均匀,内部含有小囊变区,或是斑点状钙化区;脑实质周围有水肿带,内有大片囊变区,不规则的钙化区。

(3)脑室系统者常有不同的脑积水,脑室系统受压变化。

(4)在 CT 实质成分多为混杂密度,或者稍高密度的病灶;在 T_1WI 呈略低信号,T_2WI 呈略高信号或高信号,增强扫描不均匀强化。

(三)鉴别诊断

室管膜瘤的诊断需要鉴别以下疾病。

1.髓母细胞瘤鉴别

限于第四脑室的室管膜瘤大多良性,发展缓慢而病程长,有钙化、囊变;髓母细胞瘤是恶性肿瘤,源于小脑蚓部,起病急,发展迅速,对比室管膜瘤强化表现明显,很少出现囊变,也很少有钙化,信号大都均匀,髓母细胞瘤的瘤体周边有一个环形水肿区。

2.脉络丛乳头状瘤

常见于第四脑室,结节状肿瘤,有清晰的边界,能浮于脑脊液,更早出现脑积水现象,且症状更严重,出现显著脑室扩大现象,对比室管膜瘤,钙化现象更明显,强化也更明显。

3.与侧脑室内脑膜瘤鉴别

侧脑室内脑膜瘤常发生于侧脑室三角区,表面光整、形状较规则,密度均匀,有明显的强化。室管膜瘤则经常发生在孟氏孔边位置,位于侧脑室内,有清楚边界,有轻微强化或无强化,很少见到钙化或脑水肿现象。

4.与脑脓肿鉴别

脑脓肿发病急骤,有脑膜脑炎表现,对比室管膜瘤,水肿更严重,强化更明显。

5.星形细胞瘤及转移瘤

多发生于40岁以上人群,显著的花环状强化,有明显占位效应与瘤周水肿。

四、神经元及神经元与胶质细胞混合性肿瘤

包括神经节细胞瘤、小脑发育不良性节细胞瘤、神经节胶质瘤、中枢神经细胞瘤。这些肿瘤的影像表现,特别是 MR 影像表现各具有一定特点。

(一)神经节细胞瘤

1.临床表现以及病理特征

为单纯的神经元肿瘤,不存在胶质成分和异变倾向,与正常脑的组织结构相似,无新生物的性征。基本表现为脑部发育不良,变异于小脑或者大脑皮质两处。单侧出现巨脑畸形时可发现伴随星形细胞体积及数量增加的奇异神经元。

2.MR 影像表现

在 T_2WI 为稍高信号,T_1WI 为低信号,MR 影像确诊困难。与其他脑畸形合并是,T_1WI 信号无异常或仅轻度异常,但会发现局部灰质变形,T_2WI 呈等或低信号,PD 呈相对高信号。CT 平扫可为高密度或显示不明显。注射对比剂后,肿瘤不强化或轻度强化。

(二)神经节胶质瘤

1.临床表现以及病理特征

临床表现主要有存活时间长,长期出现颅内压高以及抽搐的症状,多发于青年。目前,该病种的发病机制有两种不同的学说,一是真性肿瘤学说,该学说认为神经节胶质瘤的特征表现为混合胶质细胞(以星形细胞为主,有时为少枝细胞)和分化良好的瘤性神经节细胞。二是先天发育不全学说,神经细胞原本发育不良,以此为基础,肿瘤形成后,细胞瘤性增生,幼稚神经细胞受刺激分化成含有胶质细胞和神经元的真性肿瘤。神经节胶质瘤或存在神经元分泌能力,囊性及实性各占一半,囊伴壁结节,生长迟缓,局部伴随恶变和浸润的可能。

2.MR 影像表现

幕上发生为主要的影像表现,尤其是颞叶和额叶的囊性病灶,同时出现加强型的壁结节。肿瘤在 T_1WI 呈低信号团块,囊性部分信号更低。在质子密度的影像上,蛋白成分含量偏高的肿瘤囊腔,呈现的信号比囊壁和肿瘤自身要高,在 T_2WI 中,肿瘤和囊液呈现偏高信号,部分灰白质的界限模糊。使用 Gd-DTPA 后,病变由不强化至明显强化,以结节、囊壁及实性部分强化为主。1/3病例伴有钙化,CT 可清楚显示,MR 影像不能显示。

3.鉴别诊断

在影像学诊断中,诊断神经节胶质瘤需要同以下几种病种加以区别:一是CSF 信号且在脑外的蛛网膜囊肿;而是信号相似但位于脑外的表皮样囊肿。

(三)中枢神经细胞瘤

1.临床表现以及病理特征

本病多见于年龄 31 岁以上的青年,发病低于 6 个月的,临床呈现高颅内压及头疼的症状,在原发肿瘤中占0.5%。1982 年由 Hassoun 首次报道,具有特殊的形态学及免疫组织学特征。

肿瘤来源于 Monro 孔之透明隔下端,呈现局部分叶状,边界清晰。多见有囊变灶和坏死。小量为富血管,伴随出血。肿瘤细胞分化良好,大小相同,类似于胞质不空的少枝胶质细胞,也与缺少典型之菊花团的室管膜瘤相似,存在无核纤维区域。通过电镜能看到有内分泌样的小体在细胞质内。有研究表明免疫组化显示神经元标记蛋白。

2.MR 影像表现

中枢神经细胞瘤位于侧脑室体部邻近莫氏孔,宽基附于侧室壁。在 T_1WI 呈不均匀等信号团块,钙化和肿瘤血管呈现稍低信号或者流空;在 T_2WI,局部出现较高信号,局部呈现与皮质相同的信号,使用 Gd-DTPA 后,强化不均匀;可见脑积水。CT 显示丛集状、球状钙化。

3.鉴别诊断

包含室管膜瘤、室管膜下巨细胞星形细胞瘤、低级或间变星形细胞瘤、脑室内少枝胶质细胞瘤。

(四)小脑发育不良性神经节细胞瘤

1.临床表现以及病理特征

本病又称 LD 病(Lhermitte-Duclos disease),结构不良小脑神经节细胞瘤。为一种低级小脑新生物,小脑为主发部位,且多发于青年时期。临床表现有恶心、呕吐、头痛、共济障碍等。无异变小脑的结构为内层颗粒细胞层,中层浦肯野细胞层,外层则为分子层,但本病的小脑脑叶偏肥大,中央白质变少,外层出现奇怪的髓鞘,内层变厚有众多异常的大神经元,免疫组化染色分析发现多数异常的神经元并非出自中层的浦肯野细胞,而是内层的颗粒细胞。本病可单独存在,也可合并 Cowden 综合征、多指畸形、巨脑、异位症、局部肥大及皮肤血管瘤。

2.MR 影像表现

MR 影像显示小脑结构破坏和脑叶肿胀,边界清楚,无水肿。病变在 T_1WI 呈低信号,在 T_2WI 呈高信号,注射对比剂后无强化。脑叶结构存在,病灶呈条纹状(高低信号交替带)为本病特征。可有邻近颅骨变薄,梗阻性脑积水。

五、胚胎发育不良神经上皮肿瘤

(一)临床表现以及病理特征

胚胎发育不良神经上皮肿瘤(dysembryoplastic neuroepithelial tumor, DNET)多见于儿童和青少年,常于 20 岁之前发病。患者多表现为难治性癫痫,但无进行性神经功能缺陷。经手术切除 DNET 后,一般无须放疗或化疗,预后好。

(二)MR 影像表现

DNET 多位于幕上表浅部位,颞叶最常见,占 62%～80%,其次为额叶、顶叶和枕叶。外形多不规则,呈多结节融合脑回状,或局部脑回不同程度扩大,形成皂泡样隆起。MR 影像平扫,在 T_1WI 病灶常呈不均匀低信号,典型者可见多个小囊状更低信号区;在 T_2WI 大多数肿瘤呈均匀高信号,如有钙化则显示低信号。病灶边界清晰,占位效应轻微,水肿少见,是本病影像特点。T_1WI 增强扫描时,DNET 表现多样,多数病变无明显强化,少数可见结节样或点状强化。

六、脑膜瘤

(一)临床表现以及病理特征

很多肿瘤在患病初期症状并不明显,在患者感觉到之前可潜伏很长时间,有的甚至达数年之久。当病变严重到一定程度后,会因颅内高压而导致喷射状呕吐、剧烈头痛、血压升高及眼底视盘水肿。

脑膜瘤起源于蛛网膜颗粒的内皮细胞和成纤维细胞,是颅内最常见非胶质原发脑肿瘤,占颅内肿瘤的 15%～20%。单发和偶发的现象都有,单发的概率大一些,如果肿瘤过大,可分叶。WHO 根据细胞形态和组织学特征,于 1989 年将脑肿瘤分为以下几种类型:过渡型、化生型脑膜瘤,乳头型、脑膜细胞型、成纤维细胞型、透明细胞型、脊索样脑膜瘤和富于淋巴浆细胞的脑膜瘤。

(二)MR 影像表现

常见脑膜瘤 T_1WI 表现为灰质等信号或略低信号,T_2WI 表现为等或略高信号,T_1WI 和 T_2WI 信号总体强度表现均匀,少数信号不均匀,在 T_1WI 可呈等信号、高信号、低信号。由于无血-脑屏障破坏,绝大多数患者在增强扫描时,T_1WI 表现强化均匀,由硬脑膜尾征特异性判断患脑膜瘤概率达 81%。MR 影像可以显示脑脊液/血管间隙,骨质增生或受压变薄膨隆,脑沟扩大,广基与硬膜相连,邻近脑池、静脉窦阻塞等脑外占位征象。

在脑膜瘤患者,约 15% 的影像显示症状不明显,主要是因为:①少数患者脑膜瘤发生整个瘤体弥漫性钙化,亦称沙粒型脑膜瘤。此状态增强扫描表现轻度钙化,T_1WI 和 T_2WI 信号低弱;②囊性脑膜瘤;③发生在上矢状窦旁、脑凸面、蝶骨嵴、大脑镰旁、鞍上及脑室内的多发性脑膜瘤。

(三)鉴别诊断

根据相应的诊断标准,常见部位的脑膜瘤很容易确诊,对于发生在少见部位的脑膜瘤在诊断鉴别时要防止与其他肿瘤弄混产生误判。

(1)颅骨致密骨肿瘤与位于大脑半球凸面、完全钙化的脑膜瘤症状相似,鉴别方法是通过增强 MR 影像显示强化,无强化者为颅骨致密骨肿瘤,有强化者为脑膜瘤。

(2)突入鞍上的垂体巨腺瘤与鞍上脑膜瘤症状相似,诊断标准是:脑膜瘤鞍结节有骨硬化表现,无蝶鞍扩大,通过 MR 影像检查,显示矢状面肿瘤中心位于鞍结节上方,鞍隔位置正常。若位于垂体腺上方,则可排除脑膜瘤,作垂体巨腺瘤进一步诊断。

（3）脉络丛乳头状瘤、室管膜瘤与侧脑室内脑膜瘤应症状相似,鉴别方法:首先从患者年龄上判断,在此部位儿童和少年患脑膜瘤的概率远小于成年人,可作侧脑室内脉络丛乳头状瘤和室管膜瘤的初步判断;因为脉络丛乳头状瘤会导致脑脊液分泌过多,会表现为脑室扩大范围较广,如果仅有同侧侧脑室颞角扩大,可以判断为脑膜瘤;从表现形状上看,脑膜瘤边缘较圆滑,而脉络丛乳头状瘤表面多为颗粒状;从强化上看,相对于室管膜瘤,脑膜瘤强化更为均匀。

七、脉络丛肿瘤

（一）临床表现以及病理特征

脉络丛肿瘤(CPT)是指起源于脉络丛上皮细胞的肿瘤,WHO中枢神经系统肿瘤分类将其分为良性的脉络丛乳头状瘤、非典型脉络丛乳头状瘤和恶性的脉络丛癌3类,分属Ⅰ级、Ⅱ级和Ⅲ级肿瘤。绝大多数为良性,恶性仅占10%～20%。CPT好发部位与年龄有关,儿童多见于侧脑室,成人多见于第四脑室。脑室系统外发生时,最多见于桥小脑角区。CPT的特征指向为脑积水,致病诱因如下。①梗阻性脑积水:肿瘤增大压迫脑脊液循环,致通路梗阻;②交通性脑积水:肿瘤发生干扰脑脊液功能,导致生成和吸收紊乱。CPT发生的脑积水、颅内压增高及局限性神经功能障碍多为渐进性,但临床上部分患者急性发病,应引起重视。

（二）MR影像表现

MR影像检查多可见"菜花状"的特征性表现,肿瘤表面不光滑不平整,常呈粗糙颗粒状;而肿瘤信号无有异于其他的特征,信号 T_1WI 表现为低或等,T_2WI 高,强化特征明显。CT平扫多表现为等或略高密度病灶,类圆形,部分呈分叶状,边界清楚,增强扫描呈显著均匀强化。

（三）鉴别诊断

1.与室管膜瘤鉴别

室管膜瘤囊变区多而广,常有散在点、团状钙化,增强扫描显示强化程度为中等均匀或不均匀;与发病年龄的关联是,年长者多发生于幕上,年幼者多发生于幕下。

2.与脑室内脑膜瘤鉴别

脑室内脑膜瘤与前者有共性特征,并多在侧脑室三角区呈现积水症状较轻,且患者成年女性居多。

八、髓母细胞瘤

(一)临床表现以及病理特征

髓母细胞瘤是一种高度恶性小细胞瘤,极易沿脑脊液通道转移。好发于小儿,特别是 10 岁左右儿童,约占儿童脑瘤的 20%。本病起病急,病程短,多在 3 个月之内。多数患者有明显颅内压增高,致病原因是肿瘤推移与压迫第四脑室,导致梗阻性脑积水。

肿瘤起源于原始胚胎细胞残余,多发生于颅后窝小脑蚓部,少数位于小脑半球。大体病理检查可见肿瘤边界清楚,无包膜,出血,颜色为灰红色或粉红色,钙化及坏死少,柔软易碎。镜下观察肿瘤细胞大量密集,胞核大、胞质少且浓染,部分肿瘤细胞呈菊花团状排列。

(二)MR 影像表现

MR 影像对肿瘤诊断比较全面,可明确肿瘤大小、形态,观察其周围结构,易与其他肿瘤鉴别。MR 影像检查时,肿瘤的实质部分多表现为长 T_1、长 T_2 信号,增强扫描时实质部分强化明显;第四脑室变形变窄,且被向前推移;合并幕上脑室扩张及脑积水较为多见。MR 影像较 CT 有一定优势,能清楚显示肿瘤与周围结构及脑干的关系;矢状面或冠状面 MR 影像易显示沿脑脊液种植的病灶。

(三)鉴别诊断

本病需与星形细胞瘤、室管膜瘤、成血管细胞瘤及脑膜瘤相鉴别。

1.星形细胞瘤

多发生在儿童,常见颅内肿瘤病灶位于小脑半球,肿块边缘以不规则形态呈现,极少有幕上脑室扩大,信息呈 T_1WI 低、T_2WI 高状态,增强扫描强化程度不及髓母细胞瘤。

2.室管膜瘤

病灶部位位于第四脑室内,肿块被环形线状包绕,周围可见脑脊液,瘤体内囊变及钙化较多见,肿物信号常不均匀。

3.脑膜瘤

常发生于第四脑室内,信号表现为 T_1WI 等、T_2WI 高状态,增强扫描时均匀强化,可见脑膜尾征。

4.成血管细胞瘤

病灶常见于小脑半球,呈大囊小结节,囊壁强化较轻或无,但壁结节强化明显。

九、生殖细胞瘤

(一)临床表现以及病理特征

生殖细胞瘤多发于颅内中线,常见于松果体和鞍区,占颅内肿瘤的 11.5%,以松果体区最多。发生在基底核和丘脑者占 4%～10%。发生在鞍区及松果体区生殖细胞瘤,为胚胎时期神经管嘴侧部分的干细胞变异;发生在基底核及丘脑生殖细胞瘤,为第三脑室发育过程中的生殖细胞异位。

本病男性儿童多见,男女比例约 2.5：1。好发年龄在 12～18 岁之间。早期无临床表现。肿瘤压迫周围组织时,出现相应神经症状。鞍区肿瘤主要出现视力下降、下丘脑综合征及尿崩症;松果体区出现上视不能、听力下降;基底核区出现偏瘫;垂体区出现垂体功能不全及视交叉、下丘脑受损表现。患者均可有头痛、恶心等高颅压表现。因松果体是一个神经内分泌器官,故肿瘤可能影响内分泌系统。性早熟与病变的部位和细胞种类相关。

(二)MR 影像表现

生殖细胞瘤的发生部位不同,MR 影像表现也不相同。

1.松果体区

瘤体多为实质性,质地均匀,圆形、类圆形或不规则形态,可呈分叶状或在胼胝体压部有切迹,边界清楚。一般呈等 T_1、等或稍长 T_2 信号。大多数瘤体显著强化,少数中度强化,强化多均匀。少数瘤体内有单个或多个囊腔,使强化不均匀。

2.鞍区

根据肿瘤具体部位,共分 3 类。Ⅰ类:成型于第三脑室内,或从第三脑室底向上长入第三脑室而成型,瘤体一般较大,常有出血、囊变和坏死。Ⅱ类:位于第三脑室底,仅累及视交叉、漏斗、垂体柄、视神经和视束,体积较小,形态多样。可沿漏斗垂体柄分布,呈长条状;或沿视交叉视束分布,呈椭圆形。一般无出血、囊变、坏死,MR 影像多呈等或稍长 T_1、稍长 T_2 信号,明显或中等程度均匀强化。Ⅲ类:仅位于蝶鞍内,MR 影像显示鞍内等 T_1、等或长 T_2 信号,明显或中度均匀强化。MR 影像信号无特征,与垂体微腺瘤无法区别。

3.丘脑及基底核区

肿瘤早期在 T_1WI 为低信号,T_2WI 信号均匀,显著均匀强化,无中线移位,边缘清晰。晚期易发生囊变、坏死和出血,MR 影像多呈混杂 T_1 和混杂长 T_2 信号,不均匀强化。肿瘤体积较大,但占位效应不明显,瘤周水肿轻微。肿瘤可沿

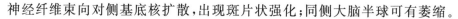

神经纤维束向对侧基底核扩散,出现斑片状强化;同侧大脑半球可有萎缩。

4.鉴别诊断

发生在鞍区的生殖细胞瘤将影响到神经垂体、垂体柄和下丘脑。较大的瘤体与垂体瘤相似,易混淆。垂体瘤也表现为等 T_1、等 T_2 信号,但多为直立性生长,而生殖细胞瘤向后上生长,可资鉴别。若瘤体全部居于鞍内时,表现类似垂体微腺瘤,此时 MR 影像垂体饱满,后叶 T_1 高信号消失。若垂体腺瘤为腺垂体肿瘤,瘤体较小时仍存在后叶 T_1 高信号,可作为两者鉴别参考。另有以下两种情况可做生殖细胞瘤判断:强扫描下只见神经垂体区强化;瘤体有沿垂体柄生长趋势。

十、原发性中枢神经系统淋巴瘤

(一)临床表现以及病理特征

淋巴肉瘤、小胶质细胞瘤、网织细胞肉瘤、非霍奇金淋巴瘤(NHL)等都是中枢神经系统淋巴瘤名,有原发性和继发性之分。其中由淋巴细胞起源,且不存在中枢神经系统以外淋巴瘤病变称为原发性中枢神经系统淋巴瘤;原发于全身其他部位,后经播散累及中枢神经系统的肿瘤,称为继发性中枢神经系统淋巴瘤。现在根据免疫功能状态的不同,淋巴瘤又有免疫功能正常型、免疫功能低下型之分。其中免疫功能低下型多与器官移植后免疫抑制剂使用、人类免疫缺陷病毒(HIV)感染或先天遗传性免疫缺陷有关。

中枢神经系统淋巴瘤一生均可发病,发病年龄特征不明显,40~50 岁居多。发病人群中,若存在免疫功能缺陷,发病年龄较早,男女发病比例为 2:1。其中局灶性神经功能障碍临床症状表现为步态异常、感觉障碍、无力或癫痫发作。非局灶性神经功能障碍临床症状表现为由颅内压增高引起的视盘水肿、头痛、呕吐或认知功能进行性下降。

(二)MR 影像表现

中枢神经系统淋巴瘤病灶多位于脑内幕上区,集中于深部白质,与脑室临近。病灶形态多为团块状,较典型表现如同"握拳"者。位于胼胝体压部的病灶沿纤维构形,形如蝴蝶,颇具特征。瘤周水肿呈高信号,说明该部位脑间质水分增加,且部分水分由肿瘤细胞沿血管周围间隙浸润播散所致。另一特征为肿瘤体积占位较大,周边水肿表现轻微,两者表现不一致。非免疫功能低下者发生淋巴瘤时,瘤体内囊变、坏死少见。本病也可发生在中枢神经系统的其他部位,脑外累及部位包括颅骨、颅底、脊髓等。

(三)鉴别诊断

以下疾病可通过中枢神经系统淋巴瘤的鉴别诊断得出。

1.转移癌

病灶常见于灰白质交界处,MR影像多为长 T_1、长 T_2 信号,淋巴瘤信号呈 T_1 低或等、T_2 等;注射对比剂后观察,可见转移癌呈结节状强化明显,较大病灶出现中心坏死,淋巴瘤无此特征;普遍存在转移癌周围水肿明显,有中枢神经系统以外肿瘤病史患者易发概率更高。

2.胶质瘤

MR影像浸润性生长特征明显,信号多为长 T_1、长 T_2,瘤体境界模糊,个别(如少枝胶质细胞瘤)瘤体出现钙化,中枢神经系统淋巴瘤几乎无钙化。胶质母细胞瘤呈环形或分枝状,强化不均匀,规则性差。

3.脑膜瘤

发病于脑表面靠近脑膜部位,类圆形,边界清晰,瘤体周围有灰质拥挤。发病于中枢神经系统的淋巴瘤很少有这种特征。CT高密度是脑膜瘤共性特征,MR影像等 T_1、等 T_2 信号;注射对比剂后有脑膜增强"尾征",强化均匀。

4.感染性病变

发病年龄相对年轻,部分有发热病史。MR影像增强扫描时,细菌性感染病变特征为常见环状强化,而多发性硬化特征多表现为斑块状强化。HIV感染可导致免疫功能低下,因此,近年来由此引起的免疫功能低下型淋巴瘤增多,此淋巴瘤病灶常多发,环状强化多见,肿瘤中心坏死多见。

十一、垂体瘤

(一)临床表现以及病理特征

垂体瘤系颅内常见肿瘤,起源于脑腺垂体,约占颅内肿瘤的10%,是常见良性肿瘤。发病年龄,一般在20~70岁,高峰在40~50岁,10岁以下罕见。临床症状多为占位效应引起,表现为特异性头痛、视野障碍、头晕、视力下降等。亦可根据分泌紊乱程度来鉴别,如月经减少、闭经、泌乳等为PRL腺瘤常见症状;ACTH及TSH腺瘤可引起肾上腺功能不全及继发甲状腺功能低下,对垂体正常功能影响最大;GH腺瘤的明显特征表现是肢端肥大症。普遍情况下都可根据以上临床表现做出判断,亦有个别患者不表现如上临床症状,或症状不明显。

依据生物学行为,垂体腺瘤分为侵袭性垂体腺瘤和微腺瘤。垂体腺瘤生长、突破包膜,并侵犯邻近的硬脑膜、视神经、骨质等结构时称为侵袭性垂体腺瘤。后者的组织学形态属于良性,而生物学特征却似恶性肿瘤,且其细胞形态大部分

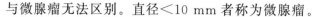

与微腺瘤无法区别。直径＜10 mm者称为微腺瘤。

(二)MR影像表现

肿块起自鞍内，T_1WI多呈中等或低信号，当有囊变、出血时呈更低或高信号。T_2WI多呈等或高信号，有囊变、出血时，T_1、T_2信号更高且波动性大，增强扫描时肿瘤均有强化(囊变、出血、钙化区外)。

MR影像显示对于检查和确诊垂体微腺瘤功能强大，诊断可同时结合患者的典型临床表现以及实验室对内分泌异常检测分析结果。依据有：高场强3 mm薄层核磁共振下，影像示以低、中信号为主的垂体内局限性信号异常；垂体柄位置偏移或易位、鞍底受压侵蚀；垂体高度异常，上缘呈局限性隆起，状态呈不对称性。依据病灶部位，可对各种微腺瘤进行功能诊断。腺垂体内有5种主要的内分泌细胞，基于功能的差异分别排列在相关位置：中间位置排列着分泌TSH和促性腺激素的细胞；两侧排列着分泌PRL和GH的细胞，分泌ACTH的细胞主要分布在中间偏后部位。垂体腺瘤的发生率与分泌细胞的这种位置解剖关系是一致的。注射Gd-DTPA后即刻扫描，微腺瘤的低信号与正常垂体组织对比明显，冠状面T_1WI显示更清晰。在增强扫描下，肿瘤信号早期低于正常垂体信号，晚期高于或等于正常垂体信号。

MR影像可预测肿瘤侵袭与否。垂体腺瘤浸润性生长的指征包括：海绵窦边缘向外膨隆，异于正常形态，且两者分界模糊，在增强扫描下，早期常见海绵窦受侵表现，如肿瘤强化等；垂体腺瘤向蝶窦内突出，已已突破鞍底；斜坡骨质边缘不光整，且信号异常；颈内动脉因被包绕而致管径变窄或缩小，亦有颈内动脉分支受累等指征。

(三)鉴别诊断

绝大多数垂体大腺瘤具有典型MR影像表现，可明确诊断。但鞍内颅咽管瘤及鞍上脑膜瘤与巨大侵袭性生长的垂体腺瘤有时鉴别较难。

1.颅咽管瘤

鞍内颅咽管瘤，或对来源于鞍内、鞍上不甚明确时，以下征象有利于颅咽管瘤诊断：①MR影像显示囊性信号区，囊壁相对较薄，伴有或不伴有实质性部分；②CT显示半数以上囊壁伴蛋壳样钙化，或瘤内斑状钙化；③在T_1WI囊性部分呈现高信号，或含有高、低信号成分，而垂体腺瘤囊变部分为低信号区。

2.鞍上脑膜瘤

脑膜瘤在MR影像信号强度及强化表现方面颇似垂体瘤。少数鞍上脑膜瘤可向鞍内延伸，长入视交叉池，与垂体瘤难以区分。以下MR影像所见有利于脑膜瘤诊断:①显示平直状鞍隔,无"腰身征";②鞍结节或前床突有骨质改变;③肿瘤内存在流空信号,尤其是显示肿瘤内血管蒂,为脑膜瘤佐证。

十二、神经鞘瘤

(一)临床表现以及病理特征

神经鞘瘤来源于神经鞘膜的施万细胞,是可以发生于人体任何部位的良性肿瘤,25%~45%在头颈部。脑神经发生的肿瘤中,多为神经鞘瘤,其中发生在听神经和三叉神经的概率最大。由于第Ⅳ~Ⅻ对脑神经起源以及脑神经出颅前必经颅后窝,故颅后窝是脑神经肿瘤多发区域。这些肿瘤的临床症状与相应脑神经的吻合性不高,肿瘤患者的表现症状常见其他脑神经和小脑异常,表现症状与某些病症雷同,不是唯一指证,若仅从临床表现来判断存在片面性。

神经鞘瘤的病理特征是肿瘤于神经干偏心生长,有完整包膜,瘤内组织黄色,质脆。生长过大时,瘤体可出现液化和囊变。瘤细胞主要是梭形 Schwan 细胞,按其排列方式分为 Antoni A 型和 Antoni B 型,以前者为主。

(二)MR 影像表现

MR 影像为颅后窝神经肿瘤检查的首选。MR 下,大多数神经鞘瘤影像提示脑实质外囊实性肿瘤,瘤体边界清楚,较易确诊。其 MR 影像信号的特点为:实性部分低或等 T_1WI 信号,囊性部分低 T_1WI 信号;实性部分稍高或高 T_2WI 信号,囊性部分信号更高于实性部分;增强扫描时强化程度不同,肿瘤整体多呈环状或不均匀强化,其中实性部分强化明显,囊性部分不强化。若神经鞘瘤<1.5 cm的可呈均匀实性改变,且与相应脑神经关系密切,有助于诊断。

第四节 神经系统先天性疾病 MR 诊断

一、中枢神经系统畸形的分类方法

可按发育阶段分类,或以器官形成障碍、组织发生障碍及细胞发生障碍分类。各种类别互有交叉,各类畸形有时并存。

(一)按发育阶段分类

(1)妊娠 3~4 周:无脑畸形、Chiari 畸形、脊髓裂。

(2)妊娠 4~8 周:前脑无裂畸形。

(3)妊娠 2～4 个月:神经皮肤综合征。

(4)妊娠 3～6 个月:移行障碍。

(5)妊娠 6 个月至出生后:髓鞘形成障碍。

(二)按器官形成,组织及细胞发生障碍分类

(1)器官形成障碍:神经管闭合障碍、脑室及脑分裂障碍、脑沟及细胞移行障碍、体积大小异常、破坏性病变。

(2)组织发生障碍:结节性硬化、神经纤维瘤病、斯特奇韦伯综合征。

(3)细胞发生障碍:先天性代谢性异常、脑白质营养不良。

在各种中枢神经系统的畸形中,10%的颅内畸形由染色体异常所致,10%与有害的宫内环境(如感染)有关,20%与遗传有关,其余 60%原因不明。许多中枢神经系统畸形可通过神经影像学检查做出诊断,分述如下。

二、脑发育不全畸形

(一)脑沟、裂、回发育畸形

1.全前脑无裂畸形

属于前脑无裂畸形的最严重形式,与染色体 13、18 三倍体有关。MR 影像可见大脑呈小圆球形,中央为单一脑室,丘脑融合,正常中线结构(如脑镰、胼胝体)均缺失。约半数患者伴多处颅面畸形,周围脑组织数量少。鉴别诊断包括严重脑积水及积水性无脑畸形。前者脑镰和半球间裂存在,后者丘脑不融合,脑镰存在。

2.半叶前脑无裂畸形

基本病理改变与全前脑无裂畸形相同,畸形程度略轻。MR 影像可见中央单一脑室存在,但脑室颞角及枕角,后部半球间裂初步形成。前大脑半球及丘脑融合,并突入脑室。脑镰、胼胝体、透明隔仍缺失。

3.单叶前脑无裂畸形

前脑的分裂近乎完全,但前部半球间裂较浅,脑室系统形态良好,脑镰存在,透明隔仍阙如。

(二)透明隔发育畸形

可能是单叶前脑无裂畸形的轻度形式。半数患者合并脑裂畸形,透明隔是两侧侧脑室间的间隔,如在胚胎期融合不全,则形成潜在的透明隔间腔。透明隔发育畸形包括透明隔间腔,即第五脑室形成。如透明隔间腔积液过多,向外膨隆,称透明隔囊肿。如其向后扩展即形成 Vergae 腔,或穹隆间腔,也称第六脑室。透明隔缺如时两侧侧脑室相通,MR影像可见侧脑室额角在轴面像呈倒三角形,在冠状面像指向内侧。约50%患者在MR影像可见视神经及视交叉变细,视交叉位置异常,呈垂直状而非水平状。部分病例可见垂体柄增粗,2/3有下丘脑垂体功能障碍。

(三)脑穿通畸形

为胚胎发育异常导致脑内形成囊腔。MR影像显示脑实质内边界清晰的囊腔,其密度或信号与脑脊液相同。囊腔与脑室或蛛网膜下腔相通。

三、闭合不全畸形

(一)无脑畸形

无脑畸形为脑形成时发生破坏性疾病所致。中线结构(如大脑镰)存在,完整的基底核也可分辨。但几乎无皮质残留,或仅一层薄膜围绕巨大的液体囊腔。脑室结构不清。

(二)脑膨出

通过颅骨缺损,脑内结构(如脑膜、脑脊液、脑室、脑)单独或合并向外突出。在北美以枕叶膨出最多见,在亚洲地区以额叶经鼻腔膨出多见。脑膨出常合并下列畸形:胼胝体缺如、Chiari畸形、灰质异位、移行异常、Dandy-Walker综合征等。

(三)胼胝体阙如(胼胝体发育不全)

胼胝体形成于胎儿期的第3~4个月。通常从前向后形成,但胼胝体嘴最后形成。胼胝体发育不全可以是全部的,也可是部分性的。部分性胼胝体发育不全常表现为胼胝体压部和嘴部阙如,而胼胝体膝部存在。影像检查可见侧脑室额角和体部宽大,而且两侧侧脑室分离,额角与体部呈锐角。枕角扩大、不对称。由于内侧纵束伸长,侧脑室中部边缘凹陷。第三脑室轻度扩大并抬高,不同程度延伸至双侧侧脑室中间位置,室间孔常拉长。此外,由于胼胝体膝部阙如,大脑半球间裂似与第三脑室前部相连续,在冠状面MR影像,半球间裂向下扩展至双侧侧脑室之间,第三脑室顶部。在矢状面,正常扣带回缺失。旁中央回及旁中央回沟围绕第三脑室,呈放射状。部分病例可见海马联合增大,酷似胼胝体压部。

(四)胼胝体脂肪瘤

胼胝体脂肪瘤是在胎儿神经管闭合过程中,中胚层脂肪异常夹入所致。占颅内脂肪瘤的30%,约半数患者与胼胝体发育不全有关。有学者认为胼胝体脂肪瘤不是真正的肿瘤而是脑畸形,最常见的部位是胼胝体压部,或围绕胼胝体压部,也可累及整个胼胝体。颅内脂肪瘤几乎均发生在中线部位,亦可见于四叠体池,脚间池及鞍上等部位。在 CT 常见特定部位的极低密度,大的脂肪瘤壁可见线样钙化。MR 影像显示脂肪瘤信号在 T_2WI 与脑组织类似,在 T_1WI 呈高信号,应用脂肪抑制技术可使 T_1 高信号明显减低。重要脑血管可穿过脂肪瘤。

(五)Chiari 畸形

Chiari 畸形又称小脑扁桃体延髓联合畸形。最早由 Chiari 描述。将菱脑畸形伴脑积水分为 3 种类型,而后将伴有严重小脑发育不全的被补充为第四种。Chiari Ⅰ型和 Chiari Ⅱ型相对常见。Chiari Ⅲ型少见。Chiari Ⅳ型结构独特。

(1)Chiari Ⅰ型:在 MR 影像可见小脑扁桃体下疝,即小脑扁桃体变形、移位,向下疝出枕大孔,进入颈椎管上部。一般认为,小脑扁桃体低于枕大孔 3 mm 属于正常范围,低于枕大孔 3～5 mm 为界限性异常,低于枕大孔 5 mm 可确认下疝。Chiari Ⅰ型通常不伴有其他脑畸形。20%～25%患者伴有脊髓积水空洞症。有时可见颅颈交界畸形,包括扁平颅底,第一颈椎与枕骨融合等。

(2)Chiari Ⅱ型:是一种比较复杂的畸形,影响脊椎、颅骨硬膜和菱脑。与 Chiari Ⅰ型相比,Chiari Ⅱ型伴随幕上畸形的发生率高,表现复杂多变。Chiari Ⅱ型几乎均伴有某种形式的神经管闭合不全,如脑膜膨出、脊髓脊膜膨出和脑积水等。颅骨和硬膜畸形包括颅骨缺损、枕大孔裂开、不同程度的脑镰发育不全、横窦及窦汇低位伴颅后窝浅小、小脑幕发育不全伴幕切迹增宽、小脑蚓部及半球向上膨出(小脑假瘤);中脑和小脑异常包括菱脑发育不全导致延髓小脑向下移位、延髓扭曲、小脑围绕脑干两侧向前内侧生长;脑室和脑池异常包括半球间裂锯齿状扩大,脑室扩大,透明隔阙如或开窗,导水管狭窄或闭塞,第四脑室拉长、变小,向尾侧移位;脑实质异常包括脑回小、灰质异位、胼胝体发育不全;脊柱和脊髓异常包括脊髓脊膜膨出(腰骶部占 75%,颈胸部占 25%)、脊髓积水空洞症、脊髓低位合并脂肪瘤、脊髓纵裂。

(3)Chiari Ⅲ型:表现为 Chiari Ⅱ型伴下枕部或上颈部脑膨出,罕见。

(4)Chiari Ⅳ型:表现包括小脑缺失或发育不全、脑干细小、颅后窝大部被脑脊液腔占据。此型罕见,且不能单独存在。

(六)Dandy-Walker 综合征

为菱脑先天畸形,第四脑室囊性扩大为其特点,伴有不同程度小脑蚓部发育不全。MR 影像表现包括扩大的第四脑室及枕大池复合体内充满大量脑脊液,颅后窝增大,小脑蚓部及半球发育不全,第三脑室和双侧脑室不同程度扩大。约 60%患者合并其他畸形,其中 75%合并脑积水,20%～25%合并胼胝体发育不全,5%～10%合并多小脑回和灰质异位。有些学者认为,小脑后部的蛛网膜囊肿(小脑蚓部存在,第四脑室形成正常),以及大枕大池(小脑蚓部和小脑半球正常),可能为 Dandy-Walker 综合征的变异表现。

四、神经元移行障碍

(一)无脑回畸形与巨脑回畸形

在无脑回畸形,MR 影像显示大脑半球表面光滑,脑皮质增厚,白质减少,灰白质交界面异常平滑,脑回、脑沟消失,大脑裂增宽,岛叶顶盖缺失,脑室扩大,蛛网膜下腔增宽。在巨脑回畸形,MR 影像显示脑皮质增厚,白质变薄,脑回增宽且扁平。可伴有胼胝体发育不全,Dandy-Walker 畸形及脑干与小脑萎缩。

(二)多脑回

灰质增多呈葡萄状,深脑沟减少,白质内胶质增生。

(三)神经元灰质异位

灰质异位由胚胎发育过程中神经细胞没有及时移动到皮质表面引起。灰质异位可为局限性,也可为弥漫性。可位于脑室周围呈结节状,或突入侧脑室;也可位于脑深部或皮质下白质区,呈板层状,其信号与灰质信号一致。

五、脑体积异常

(一)小头畸形

大多数小头畸形继发于各种脑损害性因素,仅极少数是真正的发育性小头。CT 可见颅腔缩小,以前额部明显,颅板增厚,板障增宽,颅骨内板平坦光滑。MR 影像显示脑室系统扩大、蛛网膜下腔及脑沟裂池增宽、脑皮质光滑。可合并胼胝体发育不全、透明隔发育异常、脑室穿通畸形等异常。

(二)巨头畸形

大多数"大头"可能属于正常变异。影像检查显示颅腔增大,脑室轻度扩大,脑组织数量增多,但脑组织的信号及密度无明显异常。一种称作单侧巨脑的病症与一侧大脑半球的部分或全部错构样过度生长有关,典型表现包括半球及同侧脑室扩大,皮质广泛增厚,灰质变浅。严重者可伴有多发异位,偶见整个大脑半球发育不良,正常脑结构消失。

第六章

运动系统疾病MR诊断

第一节　软组织与骨关节外伤 MR 诊断

一、软组织外伤

投身运动职业的人会出现各种各样的肌肉损伤,但是大部分病例具有自限性,加之磁共振检查的费用不菲,接受 MRI 检查的患者并不多。因此,磁共振检查主要用于一些没有明确外伤史而触及肿块的患者,以及外伤后长期疼痛而不能缓解的患者。

(一)临床表现与发病机制

肌肉损伤好发于下肢。股直肌、股二头肌最常见,主要是因为这些肌肉位置表浅、含二型纤维多、离心性活动、跨过两个关节。半腱肌、内收肌群及比目鱼肌次之。

肌肉损伤可由直接钝性损伤引起,也可由于应力过大所造成的间接损伤造成。根据损伤部位和损伤机制的不同,肌肉损伤可分为肌肉挫伤、肌肉肌腱拉伤、肌腱附着部位撕脱 3 类。肌肉挫伤是直接损伤,一般由钝性物体损伤所致,通常出现在深部肌群的肌腹,症状比拉伤轻。肌肉肌腱拉伤是一种间接损伤,通常由应力过大所引起的间接损伤造成。损伤多出现在肌肉肌腱连接的邻近部位,而非正好在肌肉肌腱连接处。因为在肌肉肌腱连接处细胞膜的皱褶很多,增加了肌肉肌腱的接触面积,使其接触面的应力减小,而肌肉肌腱连接处附近和肌腱附着处最薄弱,成为拉伤最好发部位。肌肉拉伤与下列因素有关,如二型纤维所占的比例、跨多个关节、离心活动、形状等。

临床上将肌肉拉伤分为3度,一度是挫伤,二度是部分撕裂,三度是完全断裂。一度没有功能异常,二度轻度功能丧失,三度功能完全丧失。撕脱损伤通常由肌腱附着部位强有力的、失平衡的离心性收缩造成,临床症状主要是功能丧失和严重压痛。

(二)MRI表现

在MRI,肌肉损伤主要有两个方面的改变,即信号强度和肌肉形态。损伤的程度不同,MR信号与形态改变也不一样。

1.一度损伤

只有少量的纤维断裂。在肌束间和周围筋膜内可出现水肿和少量出血。在T_1WI,MR信号改变不明显,或只显示小片状高信号,代表亚急性出血;在T_2WI或压脂T_2WI,可见水肿的稍高信号,外观呈沿肌肉纹理走行的羽毛状,但形态改变不明显,可能由于水肿肌肉较对侧饱满,只有通过双侧对比才能发现。

2.二度损伤

肌纤维部分断裂。其信号改变可类似一度损伤,但在肌纤维断裂处常出现血肿,局部呈长T_1、长T_2信号,其内可见小片状短T_1信号。由于水肿、出血,肌肉形态可以膨大,有时在纤维断裂处形成血肿。

3.三度损伤

肌纤维完全断裂。断裂处组织被出血和液体代替,T_2WI呈高信号。断端回缩,肌肉空虚。断端两侧肌肉体积膨大,类似肿块。

在亚急性和陈旧性肌肉损伤,瘢痕形成时,于T_1WI和T_2WI均可见低信号。同时,肌纤维萎缩,肌肉体积减小,脂肪填充。

肌肉内出血或血肿信号可随出血时间不同而改变。在急性期,T_1WI呈等信号,T_2WI呈低信号;在亚急性期,T_1WI呈高信号,T_2WI呈高信号,信号不均匀;在慢性期,血肿周边出现含铁血黄素,T_2WI呈低信号。

(三)鉴别诊断

1.软组织肿瘤

对无明确外伤史而触及肿物的患者,MRI显示血肿影像时,首先应排除肿瘤。鉴别要点如下:①信号特点,均匀一致的短T_1、长T_2信号常提示血肿,而肿瘤一般为长T_1、长T_2信号,肿瘤内部出血时,信号多不均匀;②病变周围是否出现羽毛状水肿信号,血肿周围往往出现,且范围大,肿瘤很少出现,除非很大的恶性肿瘤;③增强扫描时,一般血肿由于周边机化,形成假包膜,可在周边出现薄的环状强化,而肿瘤呈均匀或不均匀强化,即使出现边缘强化,厚薄常不均匀;

④MRI随访,血肿变小,肿瘤增大或不变。

2.软组织炎症

肌肉损伤的患者,在 MRI 有时仅见肌肉内羽毛状水肿表现,需与软组织的炎症鉴别。鉴别主要根据临床症状,炎症患者往往有红肿热痛及白细胞计数增高,而且病变肌肉内可能存在小脓肿。

二、半月板撕裂

MRI 是无创伤性检查,目前已广泛用于诊断膝关节半月板撕裂和退变,成为半月板损伤的首选检查方法。

(一)临床表现与病理特征

半月板损伤的常见临床症状为膝关节疼痛。有时表现为绞锁,这一临床症状常为桶柄状撕裂所致。半月板损伤后,边缘出现纤维蛋白凝块,形成半月板边缘毛细血管丛再生的支架。瘢痕组织转变为类似半月板组织的纤维软骨需要数月或数年。新形成的纤维软骨和成熟的纤维软骨的区别在于是否有细胞增加和血管增加。半月板内的软骨细胞也有愈合反应的能力,甚至在没有血管的区域。

(二)MRI 表现

1.信号异常

正常半月板在所有 MR 序列都呈低信号。在比较年轻的患者中,有时显示半月板内中等信号影,这可能与此年龄段半月板内血管较多有关。随着年龄的增长,在短 TE 序列上半月板内可出现中等信号影,这与半月板内的黏液变性有关,但这种中等信号局限于半月板内。如果中等信号或高信号延伸到关节面就不再是单纯的退变,而是合并半月板撕裂。T_2WI 显示游离的液体延伸到半月板撕裂处,是半月板新鲜撕裂的可靠证据。

2.形态异常

半月板撕裂常见其形态异常,如半月板边缘不规则,在关节面处出现小缺损,或发现半月板碎片。如显示的半月板比正常半月板小,应全面寻找移位的半月板碎片。

3.半月板损伤分级

Stoller 根据不同程度半月板损伤的 MRI 表现(信号、形态及边缘改变),将半月板损伤分为Ⅰ~Ⅳ级。

Ⅰ级:半月板信号弥漫增高,信号模糊且界限不清;或半月板内出现较小的孤立高信号灶,未延伸至半月板各缘。半月板形态无变化,边缘光整,与关节软骨界限锐利。组织学上,此型表现与早期黏液样变性有关。这些病变虽无症状,但已代表半月板对机械应力和负重的反应,导致黏多糖产物增多。

Ⅱ级:半月板内异常高信号影(通常为水平线样),未到达关节面。组织学改变为广泛的条带状黏液样变。大多数学者认为Ⅱ级是Ⅰ级病变的进展。

Ⅲ级:半月板内异常高信号灶(通常为斜形,不规则线样)延伸至半月板关节面缘或游离缘。此级损伤可得到关节镜检查证实。

Ⅳ级:在Ⅲ级的基础上,半月板变形更为明显。

4.半月板损伤分型

一般分为3型,即垂直、斜行和水平撕裂。

(1)垂直撕裂:高信号的方向与胫骨平台垂直,通常由创伤引起。垂直撕裂又可分为放射状撕裂(与半月板长轴垂直)和纵行撕裂(与半月板长轴平行)。

(2)斜行撕裂:高信号的方向与胫骨平台成一定的角度,是最常见的撕裂方式。

(3)水平撕裂:高信号的方向与胫骨平台平行,内缘达关节囊,通常继发于退变。

5.几种特殊半月板损伤的MRI表现

(1)放射状撕裂:放射状撕裂沿与半月板长轴垂直的方向延伸,病变范围可是沿半月板游离缘的小损伤,也可是累及整个半月板的大撕裂。在矢状或冠状面MRI,仅累及半月板游离缘的小放射状撕裂表现为领结状半月板最内面小的局限性缺损。在显示大的放射状撕裂时,应根据损伤部位不同,选择不同的MR成像平面。放射状撕裂好发于半月板的内 1/3,且以外侧半月板更多见。外侧半月板后角的撕裂可伴有前交叉韧带的损伤。

(2)纵向撕裂:纵向撕裂沿与半月板长轴的方向延伸,在半月板内可出现沿半月板长轴分布的线状异常信号。单纯的纵向撕裂,撕裂处到关节囊的距离在每个层面上相等。如果撕裂的范围非常大,内面的部分可能移位到髁间窝,形成所谓的桶柄状撕裂。这种类型的撕裂主要累及内侧半月板,如未能发现移位于髁间窝的半月板部分,可能出现漏诊。在矢状面MRI可见领结状结构减少和双后交叉韧带征,在冠状面MRI可见半月板体部截断,并直接看到移位于髁间窝的半月板部分。

(3)斜行撕裂:是一种既有放射状,又有纵行撕裂的撕裂形式,斜行经过半月板。典型者形成一个不稳定的皮瓣。

(4)水平撕裂:水平撕裂沿与胫骨平台平行的方向延伸,在半月板的上面或下面将半月板分离,又称水平劈开撕裂。这是合并半月板囊肿时最常见的一种撕裂方式。由于撕裂处的活瓣效应,撕裂处出现液体潴留,所形成的半月板囊肿,包括半月板内囊肿和半月板关节囊交界处囊肿。如发现半月板关节囊交界处的囊肿,应仔细观察半月板是否有潜在的撕裂。如果不修复潜在的撕裂,单纯切除囊肿后容易复发。

(5)复杂撕裂:同时存在以上两种或两种以上形态的撕裂。征象包括以下几种。①移位撕裂:如上述桶柄状撕裂。②翻转移位:如在其他部位发现多余的半月板组织,很可能是移位的半月板碎片;半月板的一部分损伤后,就会形成一个皮瓣,通过一个窄蒂与完整的半月板前角或后角相连,从而导致"翻转移位",又称双前角或后角征;这种类型的撕裂常累及外侧半月板。③水平撕裂后,一部分半月板可能沿关节边缘突入滑膜囊内,最重要的是在 MRI 找到移位的碎片,因为关节镜检查很容易漏掉此型撕裂。④游离碎片:当一部分半月板没有显示时,除了寻找前述的移位性撕裂外,还应逐一观察膝关节的任何一个凹陷,包括髌上囊,寻找那些远处移位的游离碎片。⑤边缘撕裂:指撕裂发生在半月板的外1/3,此部位半月板富血供,此类型撕裂经保守或手术治疗后可以治愈;如撕裂发生在内侧白区,需要清除或切除。

(三)鉴别诊断

误判原因多与解剖变异以及由血流、运动和软件问题产生的伪影有关。这些因素包括板股韧带、板板韧带、膝横韧带、肌腱、魔角效应、动脉搏动效应、患者移位、钙磷沉积病、关节腔内含铁血黄素沉着、关节真空等。

三、盘状半月板

盘状半月板(discoid meniscus,DM)是一种发育异常。由于在膝关节运动时,盘状半月板容易损伤,故在本节对其论述。

(一)临床表现

盘状半月板体积增大,似半月形。常双侧同时出现,但在外侧半月板最常见。外侧盘状半月板的发生率为 1.4%～15.5%,内侧盘状半月板的发生率约0.3%。临床上,盘状半月板常无症状,或偶有关节疼痛,这与半月板变性及撕裂有关。

(二)MRI 表现

1.盘状半月板的诊断标准

正常半月板的横径为 10～11 mm。在矢状面 MRI,层厚 4～5 mm 时,只有两个层面可显示连续的半月板。盘状半月板的横径增加。如果超过两层仍可看到连续的半月板,而没有出现前角、后角的领结样形态,即可诊断盘状半月板。冠状面MRI显示半月板延伸至关节内的真正范围,更有诊断意义。

2.盘状半月板的分型

盘状半月板分为6型:Ⅰ型盘状半月板,半月板上下缘平行,呈厚板状;Ⅱ型,呈中心部分较厚的厚板状;Ⅲ型,盘状半月板比正常半月板大;Ⅳ型,半月板不对称,其前角比后角更深入关节;Ⅴ型,半月板界于正常和盘状之间;Ⅵ型,上述任一型合并半月板撕裂。

典型的盘状半月板呈较宽的盘状,延伸至关节深部,因此容易撕裂。半月板撕裂的表现见前文描述。

(三)鉴别诊断

1.膝关节真空现象

不应将真空现象导致的低信号影误认为盘状半月板。最好的鉴别方法是,观察X线平片,明确是否有气体密度影。

2.半月板桶柄状撕裂

桶柄状撕裂后,半月板内移。在冠状面MRI,髁间窝处可见移位的半月板,勿误认为盘状半月板。鉴别要点是,冠状面MRI显示半月板断裂,断裂处被水的信号替代。矢状面MRI也有助于鉴别诊断。

四、前交叉韧带损伤

前交叉韧带(ACL)损伤在膝关节的韧带损伤中最常见。

(一)临床表现和损伤机制

ACL损伤的临床诊断通常根据患者的病史、体检或MRI所见。关节镜检查是诊断ACL损伤的金标准。体检时,前抽屉试验及侧移试验可出现阳性,但ACL部分撕裂者体检很难发现。损伤机制:可由多种损伤引起,常常发生于膝关节强力外翻和外旋时。膝关节过伸后外旋、伸展内旋和胫骨前移也可造成ACL损伤。

(二)MRI表现

1.原发征象

急性完全撕裂表现为韧带连续性中断,T_2WI显示信号增高,韧带呈水平状或扁平状走行,或韧带完全消失伴关节腔积液,或韧带呈波浪状。急性不全撕裂时,韧带增宽,在T_2WI信号增高。慢性撕裂在MRI表现为信号正常或呈中等信号,典型病变常伴有韧带松弛和韧带增厚,也可表现为韧带萎缩和瘢痕形成。

2.继发征象

不完全撕裂的诊断较困难,继发征象可能有助于诊断。

(1)后交叉韧带(PCL)成角:PCL夹角<105°时提示ACL损伤。表现为后交叉韧带走行异常,上部呈锐角,形似问号。

(2)胫骨前移:胫骨前移>7 mm时提示ACL损伤。测量一般在股骨外侧髁的正中矢状面上进行。

(3)半月板裸露:又称半月板未覆盖征,即通过胫骨皮质后缘的垂直线与外侧半月板相交。

(4)骨挫伤:尤其是发生于股骨外侧髁和胫骨平台的损伤,可合并ACL损伤。

(5)深巢征:即股骨外侧髁髌骨沟的深度增加,超过1.5 mm。

其他继发征象包括关节积液、Segond骨折、MCL撕裂、半月板撕裂等。

(三)鉴别诊断

1.ACL黏液样变性

MRI显示ACL弥漫性增粗,但无液体样高信号,仍能看到ACL完整的线状纤维束样结构,表现为条纹状芹菜杆样外观。本病易与ACL的间质性撕裂混淆,鉴别主要靠病史、体检时Lachman阴性以及没有ACL撕裂的继发征象。

2.ACL腱鞘囊肿

表现为边界清晰的梭形囊样结构,位于ACL内或外。当囊肿较小时,容易误诊为ACL部分撕裂。

五、后交叉韧带撕裂

后交叉韧带撕裂占膝关节损伤的3%～20%。因未能对很多急性损伤做出诊断,实际发生率可能更高。半数以上的PCL损伤出现在交通事故中,其他则为运动相关的损伤。单纯性PCL损伤少见,多合并其他损伤。合并ACL损伤最常见,其次是内侧副韧带(MCL)、内侧半月板、关节囊后部和侧副韧带(LCL)。

(一)临床表现和损伤机制

疼痛是最常见的临床症状,可以是弥漫的,或出现在胫骨或股骨的撕脱骨折部位。可有肿胀和关节积液。患者无法站立提示严重的外伤。有些患者发生单独PCL撕裂时,仍可继续活动。体检时,后抽屉试验可呈阳性。

膝关节过屈并受到高速度力的作用,是引起PCL撕裂最常见的原因。这种情况常见于摩托车交通事故和足球运动员,导致胫骨相对股骨向后移位。膝关节过伸时,关节囊后部撕裂,可以引起 PCL 撕裂,常伴 ACL 撕裂。外翻或外旋应力也是 PCL 撕裂的常见原因,常伴 MCL 和 ACL 撕裂。膝关节过屈内旋、足过屈或跖屈时,也可引起 PCL 撕裂。有时,ACL 前外侧束受到应力作用撕裂,而后内侧束仍然完整。

PCL 损伤的分类和分级:PCL 损伤分为单纯性损伤和复合伤。单纯性损伤又分为部分撕裂和完全撕裂。根据胫骨后移位的程度,可将 PCL 损伤分为三级:I级,胫骨后移 1～5 mm;Ⅱ级,胫骨后移 5～10 mm;Ⅲ级,胫骨后移>10 mm。

(二)MRI 表现

1.PCL 韧带内撕裂

韧带内撕裂是间质撕裂,局限于韧带内。由于出血、水肿,在 T_2WI 可见信号增高,但异常信号局限于韧带内,导致韧带信号不均匀。这种损伤可累及韧带全长,导致韧带弥漫性增粗,其外形仍存在。

2.部分撕裂

韧带内偏心性信号增高。在高信号至韧带某一边的断裂之间,仍存在一些正常的韧带纤维。在残存的正常韧带纤维周围,可出现环状出血和水肿,称为晕征。

3.完全撕裂

韧带连续性中断,断端回缩迂曲。断端出现水肿和出血,边缘模糊。

4.PCL 撕脱损伤

撕脱骨折常常累及胫骨附着处。多伴随骨折碎片,PCL 从附着处回缩。骨折部位常出现骨髓水肿。韧带结构实际上正常。相关的表现包括:过度伸直时损伤出现胫骨平台和邻近的股骨髁挫伤;过度屈曲时损伤出现胫骨近端的挫伤。

5.慢性撕裂

撕裂的 PCL 在 T_2WI 呈中等信号,韧带走行迂曲,外形不规则,屈曲时韧带不能拉近。韧带连续性未见中断,但是被纤维瘢痕所代替。纤维瘢痕与韧带在 MRI 均呈低信号。PCL 虽然在解剖上完整,但功能受损。

(三)鉴别诊断

1.嗜酸样变性(eosinophilic degeneration)

嗜酸性变性类似于韧带内撕裂,在 T_1WI 可见韧带内局限性信号增加,在 T_2WI 信号减低,韧带的外形和轮廓正常。常见于老年人,无明确外伤史。

2.魔角效应

在短 TE 的 MR 图像,PCL 上部信号增加,类似于撕裂。形成机制主要是韧带的解剖结构与主磁场方向的角度呈 55°，可以通过延长 TE 而消除。

3.腱鞘囊肿

附着于 PCL 的腱鞘囊肿需与 PCL 损伤鉴别。囊肿为边界清晰的水样信号，PCL 完整。

(四)半月板桶柄状撕裂

桶柄状撕裂形成的"双后交叉韧带征"需与 PCL 损伤鉴别。PCL 走行正常，可见半月板撕裂的征象。

六、侧副韧带损伤

内、外侧副韧带(MCL、LCL)是韧带、深筋膜和肌腱附着处组成的复杂结构。因此，损伤可以是单纯内、外侧副韧带损伤，也可以合并其他多个结构损伤。另外，损伤可以是挫伤、部分撕裂或完全撕裂。MCL 损伤很少单独出现，往往合并其他软组织损伤，如 ACL 和内侧半月板。完全 MCL 撕裂一般见于严重的膝关节外伤，通常伴有 ACL 撕裂，也可伴有半月板关节囊分离和骨挫伤。

(一)临床表现和损伤机制

MCL 撕裂常为膝关节外侧受到直接暴力后发生，如果是间接损伤机制的话，临床医师应该怀疑伴有交叉韧带损伤。MCL 撕裂可根据体检而分类：1 级，膝关节没有松弛，仅有 MCL 部位的压痛；2 级，外翻应力时有些松弛，但有明确的终点；3 级，松弛明显增加，没有明确的终点。

单纯性 LCL 损伤一般不会听到爆裂声，过伸外翻应力是 LCL 损伤最常见的机制，过伸内旋也是其常见的损伤机制。患者出现膝关节不稳，处于过伸状态，后外侧疼痛。LCL 是关节囊外的结构，因此单纯 LCL 损伤只有轻度肿胀，没有关节积液。与 MCL 比较，外侧副韧带损伤的机会较少。

(二)MRI 表现

(1)MCL 急性撕裂的 MRI 表现。根据损伤程度不同可有如下改变：1 级，韧带厚度正常，连续性未见中断，周围可见不同程度的中等 T_1、长 T_2 信号，提示水肿，韧带与附着处骨皮质仍紧密结合；2 级，韧带增厚，纤维部分断裂，周围可见中等 T_1、长 T_2 信号，提示水肿或出血；3 级，韧带完全断裂，相应部位周围可见出血和水肿信号。

(2)慢性 MCL 撕裂时 MRI 显示韧带增厚，在 T_1WI 和 T_2WI 均呈低信号。有时，MCL 骨化，在其近端可见骨髓信号。

(3)LCL 撕裂与 MCL 不同，其 MRI 表现很少根据撕裂的程度描述。LCL

为关节囊外结构,不会出现关节积液,不会如 MCL 撕裂一样在其周围出现长 T_2 信号。与 MCL 撕裂相比,急性 LCL 撕裂一般表现为韧带连续性中断或腓骨头撕脱骨折,韧带松弛、迂曲,而无明显的韧带增厚。如前文所述,LCL 撕裂很少单独出现,多伴有交叉韧带损伤。

（4）内、外侧副韧带损伤的继发征象包括关节间隙增宽、积液、半月板损伤、交叉韧带撕裂和骨挫伤。

（三）鉴别诊断

1.2 级和 3 级 MCL 撕裂

鉴别非常困难。临床上根据外翻松弛有无终点鉴别 2 级和 3 级撕裂非常有帮助,伴有 ACL 撕裂也提示 MCL 完全撕裂。

2.鹅足滑膜炎/撕脱骨折

横断面 MR 图像可以清晰显示鹅足和 MCL 解剖。

七、肩袖损伤

肩关节疼痛是患者常见的主诉,其原因众多。40 岁以上的患者中,主要原因为肩关节撞击综合征和肩袖撕裂。MRI 作为一种无创伤性检查方法,在诊断肩袖病变方面的重要性日益增加,有助于指导手术。

（一）临床表现与损伤机制

肩袖疼痛的两个主要原因是机械性原因和生物原因。前者如肩峰下肌腱的撞击作用,后者如滑膜炎。尽管肩袖有神经支配,肩峰下滑囊的末梢神经敏感性是肩袖的 20 倍。肩峰下撞击综合征的患者,肩峰下滑囊积液是引起患者疼痛的主要原因。肩关节撞击综合征是一个临床诊断,体格检查很难判断与之相关的肩袖损伤的情况。因此,MRI 检查非常重要。

绝大多数肩袖撕裂表现为慢性病程,少数伴有急性外伤。典型的临床表现为慢性肩关节疼痛,疼痛在肩关节前上外侧,上臂前屈或外展时疼痛加重。因夜间疼痛而影响睡眠是困扰肩袖病变患者的常见问题。体格检查可发现肌力减弱和摩擦音。Neer 和 Hawkins/Jobe 试验可以确定肩袖撞击综合征,肩峰下滑囊注射利多卡因试验可用于诊断肩袖撞击综合征。

肩袖损伤有 3 个主要机制:肩袖的外压作用、肌腱内部退变、肌肉失平衡。Neer 首次提出肩袖损伤的理论,即肩峰前部、喙肩韧带和肩锁关节外压所致,三者组成喙肩弓。通常将肩袖病变分为 3 期:Ⅰ期,肩袖特别是冈上肌腱水肿和出血,或表现为肌腱炎或炎性病变,好发于＜25 岁的青年人;Ⅱ期,炎症进展,形成更多纤维组织,好发于 25～45 岁;Ⅲ期,肩袖撕裂,多发于 45 岁以上。Ⅰ期异常改变是可逆的,故在此阶段发现病变有重要临床意义。肩袖撕裂常发生于冈上肌腱距大结节 1 cm 处,这个危险区域无血管分布,是肌腱撕裂的最常见部位。

(二)MRI 表现

肩袖损伤程度不同,MRI 表现不同,分述如下:0 级,MRI 表现正常,呈均匀一致的低信号;1 级,肩袖形态正常,其内可见弥漫性或线状高信号;2 级,肩袖变薄或不规则,局部信号增高,部分撕裂时在肌腱中可见水样信号,但仅累及部分肌腱;3 级,异常信号增高累及肌腱全层,肌腱全层撕裂时液体进入肌腱裂隙中,伴有不同程度的肌腱回缩。

肌腱全层撕裂的慢性患者可合并肌肉慢性萎缩。可将部分撕裂分为关节面侧、滑囊面侧和肌腱内部分撕裂。肌腱内部分撕裂可以造成肩关节疼痛,但关节镜检查阴性。关节面侧部分撕裂比滑囊面侧部分撕裂更常见。MRI 诊断部分撕裂比全层撕裂的准确性低。部分撕裂在 MRI 可仅表现为中等信号。

(三)鉴别诊断

1.钙化性肌腱炎

肌腱增厚,常伴有局部信号减低,X 线平片检查有助于鉴别诊断。

2.肌腱退变

常见于老年人,在 T_2WI 信号增高,边界不清。所有的肩袖结构均出现与年龄相关的退变。随年龄增大,肩袖内可能出现小的裂隙,MRI 显示水样信号。这些裂隙如果延伸到肩袖的表面,可能被误诊为撕裂。

3.肌腱病

肌腱病是组织学检查可以发现的更小的肩袖退变。肌腱病这一术语有时也被用于年龄相关的肩袖退变,但建议将这一术语用于诊断更为年轻的有症状患者。

八、踝关节损伤

踝关节韧带损伤是临床工作中的常见问题之一。其中,外侧副韧带损伤最常见,它包含距腓前韧带、跟腓韧带及距腓后韧带 3 个组成部分。

(一)临床表现与病理特征

踝关节扭伤多为内翻内旋性损伤,通常导致距腓前韧带和/或跟腓韧带断裂。其中,单纯距腓前韧带断裂最多,距腓前韧带和跟腓韧带同时断裂次之,距腓后韧带受损则很少。踝部共有 13 条肌腱通过,除跟腱外,其他所有肌腱均有腱鞘包绕。

(二)MRI表现

足和踝关节的韧带撕裂与其他部位的韧带损伤表现类似。根据损伤程度，MRI表现可分为：1级，撕裂表现为韧带轻度增粗，其内可见小片状高信号，并常出现皮下水肿；2级，韧带部分撕裂，韧带增粗更为明显，信号强度的变化更为显著；3级，撕裂为韧带完全断裂，断端分离，断端间出现高信号。这些改变在常规MRI T$_2$WI均可显示。

MRI诊断距腓前韧带损伤比较容易，而显示跟腓韧带损伤则相对困难。原因可能是，在现有扫描方式下，距腓前韧带通常可以完整地显示在单层横断面图像上，从而容易判断其有无连续性中断。跟腓韧带则不同，不管是横断面还是冠状面图像，通常都不能在单层图像完整显示，仅可断续显示在连续的数个层面。这样，MRI就不易判断跟腓韧带的连续性是否完好，诊断能力下降。为此，MRI检查时应尽可能在单一层面显示所要观察的组织结构，合理摆放患者体位和选择成像平面，或选用3D成像技术显示踝部韧带的复杂解剖。例如，足跖屈40°～50°的横断面，或俯卧位横断面可使跟腓韧带更容易在单层图像完整显示；MRI薄层三维体积成像，尤其是各向同性高分辨率三维扫描，可以获得沿跟腓韧带走行的高质量图像，提高跟腓韧带损伤的诊断可靠性。

(三)鉴别诊断

1.部分容积效应

在判断复杂韧带解剖、韧带呈扇形附着或多头韧带所致的信号变化时，部分容积效应可造成假象。采用多层面、多方位或薄层3D成像有助于解决这一问题。

2.魔角效应

小腿部肌腱经内、外踝转至足底时，经常出现"魔角现象"。即在短TE图像肌腱信号增高，但在长TE图像肌腱信号正常。

第二节　骨关节感染性疾病MR诊断

一、骨髓炎

骨髓炎是指细菌性骨感染引起的非特异性炎症，它涉及骨膜、骨密质、骨松质及骨髓组织。本病较多见于2～10岁儿童，多侵犯长骨，病菌多为金黄色葡萄球菌。近年来抗生素广泛应用,骨髓炎的发病率显著降低,急性骨髓炎也可完全治愈,转为慢性者少见。

(一)临床表现与病理特征

急性期常突然发病,高热、寒战,儿童可有烦躁不安、呕吐与惊厥。重者出现昏迷和感染性休克。早期患肢剧痛,肢体半屈畸形。局部皮温升高,有压痛,肿胀并不明显。数天后出现水肿,压痛更为明显。脓肿穿破骨膜后成为软组织深部脓肿,此时疼痛可减轻,但局部红肿压痛更为明显,触之有波动感。血白细胞数增高。成人急性炎症表现可不明显,症状较轻,体温升高不明显,血白细胞可仅轻度升高。慢性骨髓炎时,如骨内病灶相对稳定,则全身症状轻微。身体抵抗力低下时可再次急性发作。病变可迁延数年,甚至数十年。

大量的菌栓停留在长骨的干骺端,阻塞小血管,迅速发生骨坏死,并有充血、渗出与白细胞浸润。白细胞释放蛋白溶解酶破坏细菌、坏死骨组织与邻近骨髓组织。渗出物与被破坏的碎屑形成小型脓肿并逐渐扩大,使容量不能扩大的骨髓腔内压力增高。其他血管亦受压迫而形成更多的坏死骨组织。脓肿不断扩大,并与邻近的脓肿融合成更大的脓肿。

腔内高压的脓液可以沿哈佛管蔓延至骨膜下间隙,将骨膜掀起,形成骨膜下脓肿。骨皮质外层 1/3 的血供来自骨膜,骨膜掀起剥夺了外层骨皮质的血供而形成死骨。骨膜掀起后脓液沿筋膜间隙流注,形成深部脓肿。脓液穿破皮肤,排出体外形成窦道。脓肿也可穿破干骺端的骨皮质,形成骨膜下骨脓肿,再经过骨小管进入骨髓腔。脓液还可沿着骨髓腔蔓延,破坏骨髓组织、松质骨、内层 2/3 密质骨的血液供应。病变严重时,骨密质的内外面都浸泡在脓液中而失去血液供应,形成大片的死骨。因骨骺板具有屏障作用,脓液进入邻近关节少见。成人骺板已经融合,脓肿可以直接进入关节腔,形成化脓性关节炎。小儿股骨头骨骺位于关节囊内,该处骨髓炎可以直接穿破干骺端骨密质,进入关节。

失去血供的骨组织,将因缺血而坏死。而后,在其周围形成肉芽组织,死骨的边缘逐渐被吸收,使死骨与主骨完全脱离。在死骨形成过程中,病灶周围的骨膜因炎性充血和脓液的刺激,产生新骨,包围在骨干外层,形成骨性包壳。包壳上有数个小孔与皮肤的窦道相通。包壳内有死骨、脓液和炎性肉芽组织,往往引流不畅,成为骨性无效腔。死骨内可存留细菌,抗生素不能进入其内,妨碍病变痊愈。小片死骨可以被肉芽组织吸收,或为吞噬细胞清除,或经皮肤窦道排出。大块死骨难以吸收和排出,可长期存留体内,使窦道经久不愈合,病变进入慢性阶段。

（二）MRI 表现

MRI 显示骨髓炎和软组织感染的作用优于 X 线和 CT 检查,易于区分髓腔内的炎性浸润与正常黄骨髓,可以确定骨破坏前的早期感染。

1.急性骨髓炎

骨髓腔内多发类圆形或迂曲不规则的更长 T_1、长 T_2 信号,边缘尚清晰,代表病变内脓肿形成;脓肿周围骨髓腔内可见边界不清的大片状长 T_1、长 T_2 信号,压脂 T_2WI 呈高信号,代表脓肿周围骨髓腔的水肿;病变区可出现死骨,在所有 MRI 序列均表现为低信号,其周围可见环状长 T_1、长 T_2 信号包绕,代表死骨周围的反应性肉芽组织,死骨的显示 CT 优于 MRI;骨膜反应呈与骨皮质平行的细线状高信号,外缘为骨膜化骨的低信号线;周围软组织内可见广泛的长 T_1、长 T_2 信号,为软组织的水肿(图 6-1);有时骨膜下及软组织出现不规则长 T_1、长 T_2 信号,边界清晰,代表骨膜下或软组织脓肿形成;在增强检查时,炎性肉芽肿及脓肿壁可有强化,液化坏死区不强化,因此出现环状强化,壁厚薄均匀。

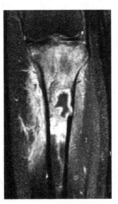

图 6-1　胫骨骨髓炎

脂肪抑制冠状面 T_2WI,胫骨中上段局限性骨质破坏,周围
可见环状高信号,髓内大片水肿,周围肌肉组织明显肿胀

2.慢性化脓性骨髓炎

典型的影像学特点为骨质增生、骨质破坏及死骨形成,MRI 显示这些病变不如 CT。只有在 X 线和 CT 检查无法与恶性肿瘤鉴别诊断时,MRI 可以提供一定的信息。例如,当 MRI 检查没有发现软组织肿块,而显示病变周围不规则片状长 T_1、长 T_2 水肿信号,病变内部可见多发类圆形长 T_1、长 T_2 信号,边缘强化,提示脓肿可能,对慢性骨髓炎的诊断有一定的帮助。

（三）鉴别诊断

1.骨肉瘤

骨肉瘤的骨质破坏与骨硬化可孤立或混杂出现，而骨髓炎的增生硬化在破坏区的周围。骨肉瘤在破坏区和软组织肿块内有瘤骨出现，周围骨膜反应不成熟，软组织肿块边界较清，局限于骨质破坏周围，而骨髓炎软组织肿胀范围比较广。

2.尤因肉瘤

尤因肉瘤亦可见局限的软组织肿块，无明确的急性病史，无死骨及骨质增生。MRI有助于区分软组织肿胀与软组织肿块。

二、化脓性关节炎

化脓性关节炎是化脓性细菌侵犯关节面引起的急性炎症。大多由金黄色葡萄球菌引起，其次为白色葡萄球菌、肺炎链球菌和肠道杆菌。多见于儿童，好发于髋、膝关节。常见的感染途径有血行感染、邻近化脓性病灶直接蔓延、开放性关节损伤感染。

（一）临床表现与病理特征

急性期多突然发病，高热、寒战，儿童可有烦躁不安、呕吐与惊厥。病变关节迅速出现疼痛与功能障碍。局部红、肿、热、疼明显。关节常处于屈曲位。

早期为滑膜充血水肿，有白细胞浸润和浆液性渗出物；关节软骨没有破坏，如治疗及时，可不遗留任何功能障碍。病变继续发展，关节液内可见多量的纤维蛋白渗出，其附着于关节软骨上，阻碍软骨的代谢。白细胞释出大量的酶，可以协同对软骨基质进行破坏，使软骨发生断裂、崩溃与塌陷。病变进一步发展，侵犯关节软骨下骨质，关节周围亦有蜂窝织炎。病变修复后关节重度粘连，甚至发生骨性或纤维性强直，遗留严重关节功能障碍。

（二）MRI表现

在出现病变后1～2周，X线没有显示骨质改变之前，MRI就可显示骨髓的水肿，关节间隙均匀一致性变窄。关节腔内长T_1、长T_2信号，代表关节积液。在T_1WI，积液信号比其他原因造成的关节积液的信号稍高，原因是关节积脓内含大分子蛋白物质。关节周围骨髓腔内及软组织内可见范围很广的长T_1、长T_2信号，代表骨髓及软组织水肿。关节囊滑膜增厚，MRI增强扫描时明显强化。

（三）鉴别诊断

1.关节结核

关节结核进展慢，病程长，破坏从关节边缘开始。如果不合并感染，一般无增生硬化。关节间隙一般为非均匀性狭窄,晚期可出现纤维强直,很少出现骨性强直。

2.类风湿关节炎

多发生于手足小关节,多关节对称受累,关节周围软组织梭形肿胀。关节面下及关节边缘处出现穿凿样骨质破坏,边缘硬化不明显。

三、骨与关节结核

骨与关节结核是一种慢性炎性疾病,绝大多数是继发于体内其他部位的结核,尤其是肺结核。结核分枝杆菌多经血行到骨或关节,停留在血管丰富的骨松质和负重大、活动多的关节滑膜内。脊柱结核发病率最高,占一半以上,其次是四肢关节结核,其他部位结核很少见。本病好发于儿童和青少年。

(一)临床表现与病理特征

病变进程缓慢,临床症状较轻。全身症状有低热、盗汗、乏力、消瘦、食欲缺乏,红细胞沉降率增加。早期的局部症状有疼痛、肿胀、功能障碍,无明显的发红、发热。后期可有冷脓肿形成,穿破后形成窦道,并继发化脓性感染。长期发病可导致发育障碍、骨与关节的畸形和严重的功能障碍。

骨与关节结核的最初病理变化是单纯性滑膜结核或骨结核,以后者多见。在发病最初阶段,关节软骨面完好。如果在早期阶段,结核病变被有效控制,则关节功能不受影响。如病变进一步发展,结核病灶便会破向关节腔,不同程度地损坏关节软骨,称为全关节结核。全关节结核必将后遗各种关节功能障碍。如全关节结核不能被控制,便会出现继发感染,甚至破溃产生瘘管或窦道,此时关节完全毁损。

(二)MRI表现

1.长骨干骺端及骨干结核

MRI主要显示结核性脓肿征象。脓肿周边可见薄层环状低信号,代表薄层硬化边或包膜;内层为等T_1、稍长T_2的环状信号,增强扫描时有强化,代表脓肿肉芽组织壁;中心区信号根据病变的病理性质不同而不同,大部分呈长T_1、长T_2信号,由于内部为干酪样坏死组织,其在T_1WI信号强度高于液体信号,在T_2WI信号往往不均匀,甚至出现低信号;周围骨髓腔内及软组织内可见长T_1、长T_2信号,代表水肿;有时邻近关节的病变可导致关节积液。

2.脊柱结核

MRI目前已被公认是诊断脊椎结核最有效的检查方法。病变椎体在T_1WI

呈低信号,在 T_2WI 呈高信号。MRI 显示椎旁脓肿比较清楚,在 T_1WI 呈低信号,T_2WI 呈高信号。脓肿壁呈等 T_1、等 T_2 信号,增强扫描时内部脓液不强化,壁可强化(图 6-2)。

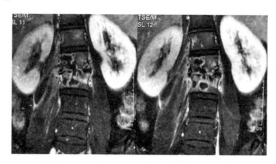

图 6-2　腰椎结核

脂肪抑制冠状面 T_1WI 增强扫描,椎体内多个低信号病灶,

椎间隙破坏、狭窄,右侧腰大肌内可见较大结核性脓肿

(三)鉴别诊断

1.骨囊肿

好发于骨干干骺的中心,多为卵圆形透亮影,与骨干长轴一致,边缘清晰锐利,内无死骨。易并发病理性骨折。无骨折时常无骨膜反应。CT 和 MRI 表现为典型的含液病变。

2.骨脓肿

硬化比较多,骨膜反应明显,发生于干骺端时极少累及骨骺,可形成窦道。

3.软骨母细胞瘤

骨骺为发病部位,可累及干骺端,但病变的主体在骨骺。可有软骨钙化,易与骨结核混淆,也可根据钙化的形态进行鉴别。病变呈等 T_1、混杂长 T_2 信号,增强扫描时病变呈实性强化。

4.脊柱感染

起病急,临床症状比较重,多为单个椎体受累,破坏进展快,骨修复明显。

5.脊柱转移瘤

转移瘤好发于椎弓根及椎体后部,椎间隙一般不变窄。可有软组织肿块,一般仅限于破坏椎体的水平,易向后突出压迫脊髓。MRI 增强扫描有助于鉴别软组织肿块与椎旁脓肿。

第三节 骨坏死 MR 诊断

骨坏死是指骨的活性成分(骨细胞、骨髓造血细胞及脂肪细胞)的病理死亡。在 19 世纪,骨坏死曾被误认为由感染引起。后来认识到骨坏死并非由细菌感染引起,故称无菌坏死;此后,人们认识到骨坏死与骨组织缺血有关,故改称无血管坏死,习惯称缺血坏死。根据其发生部位,通常把发生于骨端的坏死称为骨坏死,而发生于干骺端或骨干的坏死称为骨梗死。

一、临床表现与病理特征

病变发展比较缓慢,临床症状出现较晚。主要是关节疼痛肿胀、活动障碍、肌肉痉挛。最常见的发病部位是股骨头,好发于 30～60 岁的男性,可两侧同时或先后发病。患肢呈屈曲内收畸形,"4"字试验阳性。骨坏死最好发于股骨头,其次是股骨内外髁、胫骨平台、肱骨头、距骨、跟骨、舟骨。

骨自失去血供到坏死的时间不等,数天内可无变化,2～4 周内骨细胞不会完全死亡。骨坏死的病理改变为骨陷窝空虚,骨细胞消失。骨细胞坏死后,新生和增生的血管结缔组织或纤维细胞、巨噬细胞向坏死组织伸展,逐渐将其清除。结缔组织中新生的成骨细胞附着在骨小梁表面。软骨发生皱缩和裂缝,偶尔出现斑块状坏死。滑膜增厚,关节腔积液。病变晚期,坏死区骨结构重建,发生关节退变。

二、MRI 表现

(一)股骨头坏死

早期股骨头前上方出现异常信号,在 T_1WI 多为一条带状低信号(图 6-3),T_2WI 多呈内、外伴行的高信号带和低信号带,称之为双线征。偶尔出现 3 条高、低信号并行的带状异常信号,高信号居中,两边伴行低信号带,称之为三线征。条带状信号影包绕的股骨头前上部可见 5 种信号变化:正常骨髓信号,出现率最高,多见于早期病变;短 T_1、长 T_2 信号,罕见,出现于修复早期;长 T_1、长 T_2 信号,见于修复中期;长 T_1、短 T_2 信号,见于修复早期或晚期;混杂信号,以上信号混合出现,多见于病变中晚期。

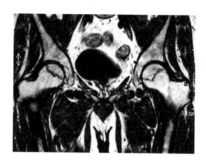

图 6-3　股骨头坏死

双髋关节 MRI,冠状面 T_1WI 显示双侧股骨头内线状低信号

(二)膝关节坏死

除病变部位和形状大小外,膝关节坏死 MRI 表现的信号特点与股骨头坏死相似。病变通常表现为膝关节面下大小不一的坏死区,线条样异常信号是反应带,常为三角形或楔形,在 T_1WI 呈低信号,而在反应带和关节面之间的坏死区仍表现为脂肪信号,即在 T_1WI 为高信号,在 T_2WI 呈现"双边征",内侧为线状高信号,代表新生肉芽组织,外侧为低信号带,代表反应性新生骨。

(三)肱骨头坏死

MRI 表现与股骨头坏死类似。

(四)跟骨坏死

信号改变与其他部位的缺血坏死无区别。常发生于跟骨后部,对称性发病比较常见。

(五)距骨坏死

分期和影像学表现与股骨头坏死相似。好发于距骨外上方之关节面下。

三、鉴别诊断

(一)一过性骨质疏松

MRI 虽可出现长 T_1、长 T_2 信号,但随诊观察时可恢复正常,不出现典型的双线征。

(二)滑膜疝

多发生于股骨颈前部,内为液体信号。

(三)骨岛

多为孤立的圆形硬化区,CT 密度较高,边缘较光滑。

第四节 退行性骨关节病 MR 诊断

退行性骨关节病又称骨性关节炎,是关节软骨退变引起的慢性骨关节病,分原发和继发两种。前者是原因不明的关节软骨退变,多见于 40 岁以上的成年人,好发于承重关节,如脊柱、膝关节和髋关节等,常为多关节受累。后者多继发于外伤或感染,常累及单一部位,可发生于任何年龄,任何关节。

一、临床表现与病理特征

常见的症状是局部运动受限,疼痛,关节变形。病理改变早期表现为关节软骨退变,软骨表面不规则、变薄、出现裂隙,最后软骨完全消失,骨性关节面裸露。软骨下骨常发生相应变化,骨性关节面模糊、硬化、囊变,边缘骨赘形成。

二、MRI 表现

退行性骨关节病的首选检查方法为 X 线平片。MRI 可以早期发现关节软骨退变。在此重点讲述关节软骨退变的 MRI 表现。

在 T_2WI,关节软骨内出现灶状高信号是软骨变性的最早征象。软骨信号改变主要由于胶原纤维变性,含水量增多所致。软骨形态和厚度改变也见于退变的早期,主要是软骨体积减小。退变进一步发展,MRI 表现更为典型,软骨不同程度变薄,表面毛糙,灶性缺损、碎裂,甚至软骨下骨质裸露。相应部位的软骨下骨在 T_2WI 显示信号增高或减低,信号增高提示水肿或囊变,信号减低提示反应性纤维化或硬化。相关的其他 MRI 表现包括中心或边缘骨赘形成,关节积液及滑膜炎。

按照 Shahriaree 提出的关节软骨病变病理分级标准,可把软骨病变的 MRI 表现分级描述如下:0 级,正常;Ⅰ 级,关节软骨内可见局灶性高信号,软骨表面光滑;Ⅱ 级,软骨内高信号引起软骨表面不光滑,或软骨变薄、溃疡形成;Ⅲ 级,软骨缺损,软骨下骨质裸露。

三、鉴别诊断

(一)软骨损伤

有明确的外伤史,可见局部软骨变薄或完全缺失。一般缺失的边界清晰锐利,有时发生软骨下骨折。在关节腔内可以找到损伤移位的软骨碎片或骨软骨碎片。

(二)感染性关节炎

在退行性变晚期，可出现骨髓水肿、关节积液及滑膜增厚等征象，需要与感染性关节炎鉴别。鉴别要点是明确有无感染的临床症状及化验结果；影像学上，感染性滑膜炎时滑膜增厚更明显，关节周围水肿及关节积液更明显，而退行性变时滑膜增厚、水肿及关节积液均相对较轻，但关节相对缘增生明显。

第五节　骨肿瘤 MR 诊断

骨肿瘤的首选检查方法为 X 线平片。通过 X 线表现，结合典型的年龄和发病部位，大部分骨肿瘤可以正确诊断。有些病变在 X 线平片呈良性改变，且长期随访无进展，虽不能做出明确诊断，也仅仅需要 X 线平片随访观察。MRI 检查一般只用于侵袭性病变，且不能明确良恶性的患者，或用于已确诊的恶性病变，但需要明确病变的范围及其与周围血管神经的关系。骨肿瘤种类繁多，在此选择临床常见，且有 MRI 特征的几种骨肿瘤，描述如下。

一、软骨母细胞瘤

软骨母细胞瘤是一种软骨来源的良性肿瘤，发病率为 $1\% \sim 3\%$，占良性肿瘤的 9%。软骨母细胞瘤好发于青少年或青壮年，发生于 $5 \sim 25$ 岁者占 90%，其中约 70% 发生于 20 岁左右。

(一)临床表现与病理特征

与大多数肿瘤一样，本病临床表现无特征。患者可无明显诱因出现疼痛、肿胀、活动受限或外伤后疼痛。

显微镜下病理观察，软骨母细胞瘤形态变化较大。瘤体由单核细胞及多核巨细胞混合组成，典型的单核瘤细胞界限清晰，胞质粉红色或透亮，核圆形、卵圆形，有纵向核沟。肿瘤内有嗜酸性软骨样基质，内有软骨母细胞，还可见不等量钙化，形成特征性的"窗格样钙化"。

(二)MRI 表现

软骨母细胞瘤多发生于长骨的骨骺内，可通过生长板累及干骺端，表现为分叶状的轻、中度膨胀性改变，边界清楚，有或无较轻的硬化边。在 MRI，肿瘤呈分叶状或无定形结构，内部信号多不均匀。这可能与软骨母细胞瘤含有较多的细胞软骨类基质和钙化以及病灶内的液体和/或出血有关。病变在 T_1WI 多为中等和较低信号,在 T_2WI 呈低、中、高信号不均匀混杂,高信号主要由软骨母细胞瘤中含透明软骨基质造成(图 6-4)。周围骨髓及软组织内可见水肿是软骨母细胞瘤的一个特点。

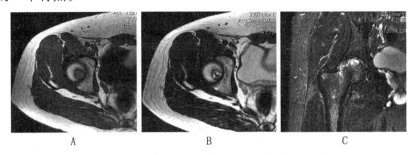

A　　　　　　　　　B　　　　　　　　　C

图 6-4　右股骨头软骨母细胞瘤

A.右髋关节轴面 T_1WI,右侧股骨头可见中等信号病灶,边界清晰,内部信号均匀;B.右髋关节轴面 T_2WI,病灶内中、高信号混杂,高信号为透明软骨基质;C.右髋关节冠状面压脂 T_2WI 可见周围髓腔少量水肿

(三)鉴别诊断

1.骨骺干骺端感染

结核好发于干骺端,由干骺端跨骺板累及骨骺,但病变的主体部分在干骺端,周围的硬化边在 T_1WI 和 T_2WI 呈低信号。骨脓肿好发于干骺端,一般不累及骨骺,在 T_1WI 囊肿壁呈中等信号,囊液呈低信号,可有窦道,MRI 表现也可类似骨结核。

2.骨巨细胞瘤

好发于 $20\sim40$ 岁患者的骨端,根据年龄和部位两者不难鉴别。但是对发生于骨骺已闭合者的软骨母细胞瘤来说,有时易与骨巨细胞瘤混淆。鉴别要点是观察病变内是否有钙化。

3.动脉瘤样骨囊肿

软骨母细胞瘤继发动脉瘤样骨囊肿时,需与原发动脉瘤样骨囊肿鉴别。前者往往有钙化。

4.恶性骨肿瘤

发生于不规则骨的软骨母细胞瘤,生长活跃,有软组织肿块及骨膜反应时,需与恶性肿瘤鉴别。

二、动脉瘤样骨囊肿

动脉瘤样骨囊肿(ABC)约占所有骨肿瘤的 14%,好发于 30 岁以下的青年人,于长骨干骺端和脊柱多见,男女发病为 $1.5:1.0$。本病分为原发和继发两类。

（一）临床表现与病理特征

本病临床症状轻微,主要为局部肿胀疼痛,呈隐袭性发病。侵犯脊柱者,可引起局部疼痛,压迫神经时出现神经压迫症状。

组织学方面,ABC似充满血液的海绵,由多个相互融合的海绵状囊腔组成,内部的囊性间隔由成纤维细胞、肌成纤维细胞、破骨细胞样巨细胞、类骨质和编织骨构成。

（二）MRI表现

长骨干骺端多见,沿骨干长轴生长,病变膨胀明显,一般为偏心生长,边缘清晰,内部几乎为大小不等的囊腔样结构。尽管病变内各个囊腔的影像表现存在很大差异,但其内间隔和液-液平面仍能清晰显示（图6-5）。ABC内间隔和壁较薄,呈边缘清晰的低信号,这与其为纤维组织有关。囊腔内可见大小不等的液-液平面,在T_1WI,液平上方的信号低于下方的信号;在T_2WI,液平上方的信号高于下方的信号。

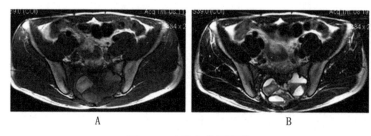

图6-5　动脉瘤样骨囊肿

A.骶骨MRI轴面T_1WI,骶骨可见多个囊腔,及数个大小不等的液-液平面,液平上方信号低于下方;B.横断面T_2WI,液平面上方的信号高于下方信号

（三）鉴别诊断

1.骨囊肿

发病年龄和发病部位与ABC相似。但骨囊肿的膨胀没有ABC明显;内部常为均一的长T_1、长T_2信号;除非合并病理骨折,否则内部不会有出血信号。ABC内部为多发囊腔,常见多发液-液平面。

2.毛细血管扩张型骨肉瘤

肿瘤内部也可见大量的液-液平面,而且液-液平面占肿瘤体积的90%以上,因此需与ABC鉴别。鉴别要点是X线平片显示前者破坏更严重,MRI清晰显示软组织肿块,如X线平片或CT显示瘤骨形成,提示毛细血管扩张型骨肉瘤可能性更大。

第七章

妊娠期超声诊断

第一节　孕早期超声诊断

一、妊娠囊

妊娠囊(gestational sac,GS)是超声首先观察到的妊娠标志。随着超声仪性能的不断提高,从早先经腹壁超声最早观察到妊娠囊约在末次月经后 6 周,至现在经阴道超声最早在末次月经的 4 周 2 天就能观察到 1～2 mm 的妊娠囊。宫内妊娠最初的声像图表现为在增厚的子宫蜕膜内见到一无回声结构,即妊娠囊(图 7-1～图 7-3)。妊娠囊的一侧为宫腔,此时,内膜的回声也较强(图 7-4,图 7-5)。早期妊娠囊的重要特征是双环征(图 7-6),与其他宫腔内囊性改变不同。其他宫腔内囊性改变如出血或宫外孕时,被描述为假妊娠囊的蜕膜样反应,一般表现为单个回声增强环状囊性结构,位于宫腔中央,有时可能会误诊为宫内妊娠。

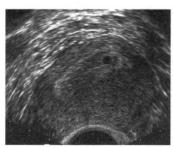

图 7-1　早期妊娠囊(1)

妊娠 4$^+$周,子宫内膜内见较小的妊娠囊,呈圆形无回声区。子宫内膜及宫腔线清晰可见

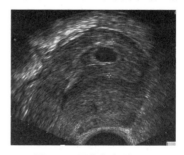

图 7-2　早期妊娠囊(2)

妊娠 5$^+$周,妊娠囊位于子宫前壁内膜内,内膜较厚(测量键)

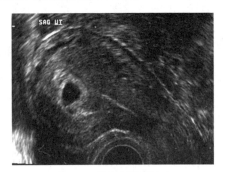

图 7-3　早期妊娠囊(3)

妊娠 5$^+$ 周,妊娠囊近宫底部。妊娠囊呈强回声环,其外缘与内膜相接触处回声偏低,呈"双环征"

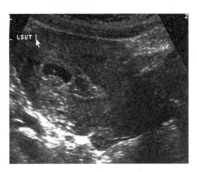

图 7-4　早期妊娠囊(4)

妊娠 5$^+$ 周,妊娠囊位于近宫底部的内膜内,内膜较厚,回声偏强

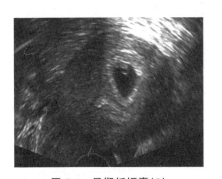

图 7-5　早期妊娠囊(5)

妊娠 6$^+$ 周,妊娠囊的"双环征"清晰可见,内圈呈强回声环,外圈呈低回声环。宫腔内膜回声也偏强

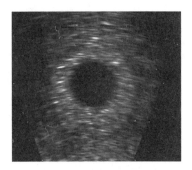

图 7-6　早期妊娠囊(6)

妊娠 6 周,典型的妊娠囊"双环征",内圈呈强回声环,外圈呈低回声环

　　妊娠囊双环征的成因,有学者认为,可能是迅速增长的内层细胞滋养层和外层合体滋养层,也有学者认为,内环绝大多数由强回声的球形绒毛组成,包绕妊娠囊外层的那个低回声环,则可能是周围的蜕膜组织。随着妊娠周数的延长,妊娠囊的增大,内层强回声环的厚薄开始变得不均匀,通常在底蜕膜处出现渐渐增厚改变,形成最早期的胎盘。强回声环的其余部分则逐渐变薄,以后形成胎膜的一部分(外层平滑绒毛膜)(图 7-7)。

　　最初妊娠囊的形态都为圆形,以后可以为椭圆形、腰豆形或不规则形。早期可以看到的宫腔,随着妊娠囊的增大,包蜕膜和真蜕膜紧密相贴,宫腔不能再被观察到。

　　同时,一侧的卵巢内可见妊娠黄体(图 7-8,图 7-9)。

二、卵黄囊

卵黄囊的特点是一个亮回声环状结构,中间为无回声区,位于妊娠囊内(图 7-10～图 7-12)。从末次月经第一天算起,5～6 周时经阴道超声可以获得显示,约 12 周时开始不明显,14 周后完全消失。卵黄囊大小为 3～8 mm,最大尺寸是在妊娠 7 周,平均 5 mm。最初的卵黄囊大于胚胎本身,经阴道观察时好像胚胎"贴"在卵黄囊上。以后卵黄囊以一条细带与胎儿脐部相连,而本身则游离于胚外体腔(亦称绒毛膜腔)内。如前所述,早期胚胎发育过程中,卵黄囊是属于胚胎组成复合体的一部分(胚盘、羊膜囊、卵黄囊),卵黄囊位于羊膜囊外,并通过卵黄管与胎儿相连。

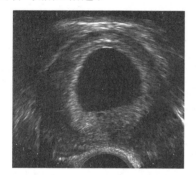

图 7-7 早期妊娠囊(7)

妊娠 7 周,妊娠囊强回声环的一侧明显增厚(下方),而对侧则较薄(上方)。增厚部分为早期胎盘

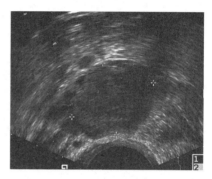

图 7-8 妊娠黄体

妊娠 7 周,一侧卵巢内见妊娠黄体,呈中低回声结构(测量键所示)

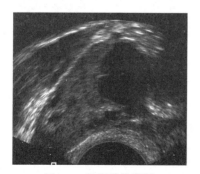

图 7-9 妊娠黄体囊肿

妊娠 6+ 周,一侧卵巢内见黄体囊肿,呈无回声囊性结构

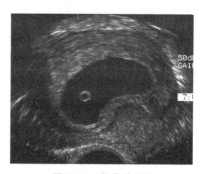

图 7-10 卵黄囊(1)

妊娠 8+ 周,卵黄囊呈一小强回声圆环,位于妊娠囊中

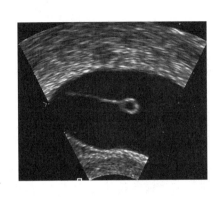

图 7-11　卵黄囊(2)

妊娠 8⁺周,妊娠囊内见卵黄囊以及卵黄蒂

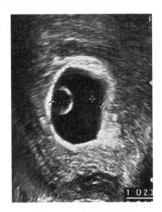

图 7-12　卵黄囊(3)

妊娠 5⁺周,经阴道超声。卵黄囊清晰可见

卵黄囊是宫内妊娠的标志,它的出现可以排除宫外妊娠时宫内的假妊娠囊。在自然妊娠的情况下,宫内妊娠同时合并宫外妊娠的可能性极小(发生率为 1/30 000)。有报道,正常妊娠 6～10 周卵黄囊的显现率为 100%,妊娠囊 >20 mm 而未见卵黄囊或胎儿,可能是受精卵枯萎,属于难免流产。系列超声始终不见卵黄囊或胚胎,提示预后差。

在此,总结卵黄囊的特点有:①首次被发现时为妊娠 5 周,6～10 周一定能见到;②肯定为宫内妊娠;③大小为 3～8 mm,平均 5 mm;④14 周消失;⑤正常妊娠时,妊娠囊径线 20 mm 或以上时,总能见到卵黄囊;⑥卵黄囊消失、不规则或太大(≥10 mm)与预后不良有关。

三、胚芽

胚芽径线在 2 mm 时常能见到原始心管的搏动,而此时的胚芽在声像图上表现为卵黄囊一侧的增厚部分,就像贴在卵黄囊上(图 7-13)。

6 周左右时,胚芽头臀长(crown-rumplength,CRL)约与卵黄囊径线相等(图 7-14),以后胚芽头臀长超过卵黄囊(图 7-15)。声像图上的胚胎也越来越清晰,7 周的胚芽已与卵黄囊分开,多能分出头尾,矢状切面上胎体由原来的平直变为向腹侧弯曲(图 7-16),8 周时肢芽冒出。随着妊娠的延续,胚胎增长,声像图上的胚胎初具人形(图 7-17、图 7-18)。

妊娠 8～11 周,胎儿腹壁的脐带附着处可见少量肠管样结构,位于腹腔外,为生理性腹壁缺损,称生理性中肠疝。

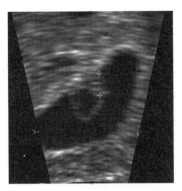

图 7-13　早期胚胎(1)

妊娠 6 周,胚芽"贴附"在卵黄囊上(测量键所示)

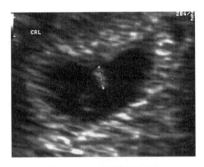

图 7-14　早期胚胎(2)

妊娠 6 周,胚芽头臀长(测量键)约与卵黄囊径线相等。胚芽左下方见卵黄囊

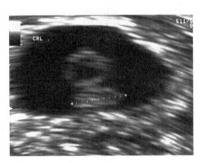

图 7-15　胚胎(1)

妊娠 6$^+$周,胚胎清晰可见(测量键),头臀长超过卵黄囊

　　早在 1972 年 Robinson 就报道了超声观察胎心搏动。从末次月经算起,最早在妊娠 6 周 2 天就能观察到。自从有了阴道探头后,超声发现胎心搏动的时间又被提前了一些。正常妊娠6周2天,胚芽头臀长 5～6 mm 时,总能见到胎心搏动。并且,常在胚芽 2～3 mm 时就能见到(5 周末)原始心管搏动。有学者报

道,95％的妊娠在末次月经后 54 天(7 周 5 天)可经腹壁超声见胎心搏动;而经阴道超声,胎心搏动的观察比经腹壁超声提前 5～7 天。

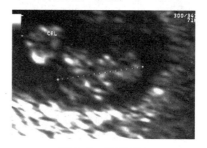

图 7-16　胚胎(2)

妊娠 7 周,胚胎(测量键)已能分出头尾,左侧为头端,右侧为尾端。卵黄囊位于胚芽左上方

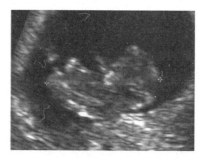

图 7-17　胚胎(3)

妊娠 9 周,胚胎初具人形,向腹侧自然弯曲

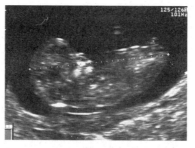

图 7-18　早期胎儿

妊娠 11$^+$ 周,胎儿侧面轮廓清晰,向腹侧自然弯曲

通过 M 型超声或多普勒超声可测得胎心搏动率。妊娠 6 周时约 100 次/分,8～9 周时约 140 次/分。

四、羊膜囊

羊膜囊也是妊娠囊内的一个结构,胎儿位于其中。最初,羊膜囊比卵黄囊小,以后超过卵黄囊。但羊膜囊不如卵黄囊容易观察,可能是其壁薄的缘故,经腹壁超声很少能在一个切面上见到壁薄、完整的羊膜囊。羊膜囊内部为羊膜腔,亦即胚胎所在之处。其外侧为胚外体腔,亦称绒毛膜腔,卵黄囊位于胚外体腔(图 7-19~图 7-20)。羊膜囊渐渐增大,渐渐与绒毛膜靠近并融合,胚外体腔消失。这一过程一直延续到妊娠 14 周。

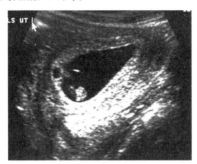

图 7-19　羊膜囊(1)

妊娠 8$^+$ 周,妊娠囊内左侧见壁薄的羊膜囊,胚胎位于羊膜囊中

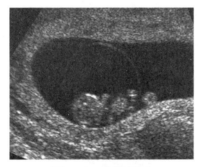

图 7-20　羊膜囊(2)

妊娠 9$^+$ 周,妊娠囊内见完整的圆形羊膜囊,胚胎位于羊膜囊中,卵黄囊位于羊膜囊外(羊膜囊右侧)

五、胎盘

当胚泡植入子宫内膜后,胚泡周围的滋养层细胞侵入子宫内膜。参与这个过程的绒毛累及整个胚泡的表面,被侵蚀的内膜包括包蜕膜和底蜕膜。随后,植入底部(即底蜕膜处)的妊娠囊滋养层越来越增生,称为致密绒毛膜。以后,形成早期胎盘(placenta,PL)。而近宫腔处(包蜕膜)的绒毛渐渐稀疏变薄,成为平滑绒毛膜。

声像图上,最早见到的是妊娠囊周围的绒毛膜环,即双环征的内环,其回声较强。开始时,内环周壁的厚度差不多,因为绒毛膜囊四周都有绒毛。8 周后部分表面的绒毛(包蜕膜处)开始退化,强回声环变薄,而其余部分则出现增厚改变。到 10～12 周,超声就能显示较明显的胎盘声像图了,呈均匀的回声较强的新月形结构。

此外,早孕期超声还能发现双胎或多胎妊娠;鉴别绒毛膜性;观察双胎或多胎妊娠的转归;诊断异位妊娠及葡萄胎;早期发现某些胎儿异常和观察卵巢情况等等。

第二节　孕中、晚期超声诊断

一、中、晚孕期超声检查的适应证

孕妇在中晚孕期应常规地进行产前超声检查,当具有下列情况时,产前超声检查更为必要。

(1)不确定胎儿孕龄时帮助估计胎儿孕龄。

(2)评价胎儿生长发育状况及评估胎盘成熟度。

(3)孕期出现不明原因阴道流血或流液。

(4)怀疑胎死宫内。

(5)临床体检时发现子宫大小所对应孕周与孕妇自述孕周出现明显差异时。比如,孕妇孕前月经不规律、羊水过多、羊水过少、多胎、胎儿生长受限以及某些胎儿畸形等。

(6)随访观察和确认胎儿畸形。

(7)判断母体盆腔肿物的位置和性质。

(8)母体血清 AFP 值异常。

(9)辅助特殊操作,如宫颈功能不全时辅助进行宫颈环扎术、指导羊水穿刺及脐血穿刺等。

(10)判定胎方位。

(11)观察产程。

(12)对既往有先天性异常胎儿生育史的高危孕妇进行评价。母体高危因素可能增加出生先天异常胎儿的风险性。具体包括孕妇年龄、孕妇疾病如糖尿病、系统性红斑狼疮等。其他高危因素还包括既往产过染色体异常的胎儿,或者有服用已知的致畸药物或有导致胎儿缺陷因素的接触史等。

二、中、晚孕期超声的局限性

在每次检查之前,妇产科医师及超声科医师均应对孕妇及家属进行告知:超声是一种影像学检查方法,超声诊断意见仅供临床参考,不能作为最终结论。无论多么高档的超声仪器均有其局限性,不可能显示胎儿所有器官及其功能。而且超声检查还可能受孕妇体形、孕妇腹壁瘢痕、多胎妊娠、胎儿过大、胎儿过小、胎儿体位、骨骼回声及羊水量多少等影响而显示不清。还有些胎儿异常是动态变化的,在没有发展到一定程度时,超声检查是无法发现的。所以美国妇产科医师协会有警告说:"不管使用哪种方法,亦不管妊娠在哪一阶段,即使让最有名的专家进行彻底的检查,期望能够将所有的胎儿畸形均能被检测出是不现实也是不合情理的。"

三、中、晚孕期超声检查标准切面

中晚孕期超声检查时,应按一定的顺序扫查,比如可以遵循胎儿颅脑→颜面→脊柱→胸部→腹部→四肢→胎盘→脐带→羊水的顺序扫查,以免遗漏。

(一)胎儿头颅

观察胎儿头颅时,一系列横切面是较易获得的,对诊断也是最有帮助的。只需将探头置于胎头左侧或右侧,声束平面垂直于脑中线,从颅顶至颅底平行移动扫查即可。在这一系列横切面中,最重要的有丘脑水平横切面、侧脑室水平横切面和小脑水平横切面。

1.丘脑水平横切面

丘脑水平横切面也称双顶径与头围测量切面,是最重要的颅脑切面。在此切面上进行双顶径及头围测量。标准的丘脑水平横切面应看到:颅骨呈类椭圆形环形强回声,左右对称,脑中线居中,不连续。脑中线中前约 1/3 处可见类长方形的液性暗区,为透明隔腔,其宽度不应超过 10 mm。在丘脑水平横切面的标志性结构是脑中线两侧对称的椭圆形低回声团,即丘脑,其周围可看到低回声的大脑。两丘脑之间为裂隙样的第三脑室,其宽度不应超过 2 mm。在丘脑水平横切面上,远场结构应清楚显示,近场结构因颅骨骨化可显示不清,注意此切面上不应显示小脑半球横断面。测量双顶径时,光标应从近侧颅骨的外缘移至远侧颅骨的内缘,测量与脑中线垂直的最大径(图 7-21)。测量头围时,光标应围绕颅骨强回声外缘,不包括头皮软组织(图 7-22)。

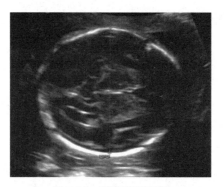

图 7-21 双顶径测量图

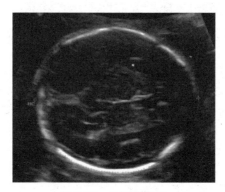

图 7-22 头围测量图

该切面可能检查出的异常：无脑畸形、露脑畸形、前脑无裂畸形、脑裂、Galen 静脉瘤、胼胝体发育不良、小头畸形、蛛网膜囊肿、脑膜脑膨出、畸胎瘤等。

2.侧脑室水平横切面

在此切面上测量侧脑室体部及后角宽度，为诊断侧脑室扩张及脑积水提供依据。标准的侧脑室水平横切面应看到：颅骨呈类椭圆形环形强回声，左右对称，脑中线居中，不连续。脑中线中前约 1/3 处可见类长方形的透明膈腔，在侧脑室水平横切面上最引人注意的标志性结构是颅脑偏后方的远场液性暗区，即侧脑室，其内可见高回声团，为脉络丛。测量侧脑室体部宽度时，光标应分别放置在远场脉络丛后端水平的侧脑室内壁处，垂直于脑室壁进行测量（图 7-23）。颅骨正常骨化的胎儿在此切面应看不清近场侧脑室，若想看清近场侧脑室，需等待胎儿变换体位至目前的近场侧脑室移至远场（即在宫内旋转 180°）才能准确测量。一般来说，侧脑室体部和后角测值相近，在整个孕期均 <10 mm。当测值≥10 mm 而 <15 mm 时，称为侧脑室扩张。当测值 >15 mm 时，则称为脑积水。诊断侧脑室扩张及脑积水时，一定注意测量的方法要正确，否则可能有假阳性结果出现。

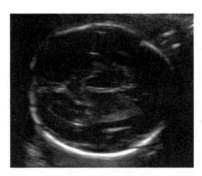

图 7-23　侧脑室测量图

该切面可能检查出的异常:侧脑室扩张、脑积水、脑出血等。

3.小脑水平横切面

侧脑室水平横切面显示后,将探头后移,可以获得小脑水平横切面。在这个切面上,颅骨呈类椭圆形环形回声,左右对称,脑中线居中,不连续,脑中线中前约 1/3 处可以看到类长方形的透明膈腔。这个平面最引人注意的是颅内后部的小脑,小脑半球左右对称,中孕期呈低回声,晚孕期可见较多高回声条。两小脑半球之间为高回声的蚓部。蚓部前方的液性暗区为第四脑室,后方的液性暗区为小脑延髓池(图 7-24)。测量小脑横径时,光标应分别放置于左右小脑半球最外缘,其连线应垂直于脑中线。测量小脑延髓池时,光标应分别放置于脑中线上小脑蚓部后缘及枕部颅骨强回声环内缘,在整个孕期,小脑延髓池的前后径测量值应在 2～10 mm。颈褶(nuchal fold,NF)厚度的测量是从枕部颅骨强回声环外缘至皮肤强回声线外缘,为脑中线的延长线。

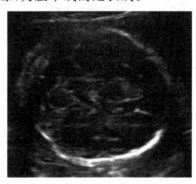

图 7-24　小脑水平横切面

该切面可能检查出的异常:Dandy-Walker 综合征、小脑发育不良等。

(二)胎儿颜面部

胎儿颅脑检查后,探头可向胎儿前部移动,观察胎儿颜面部。有三个重要切面:双眼球水平横切面(图 7-25)、鼻唇冠状切面(图 7-26)及颜面部正中矢状切面(图 7-27)。

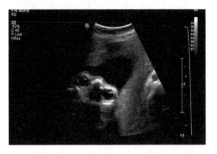

图 7-25 双眼球水平横切面

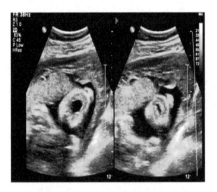

图 7-26 鼻唇冠状切面

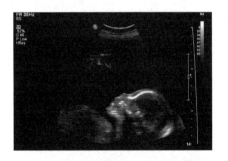

图 7-27 颜面部正中矢状切面

1.双眼球水平横切面

声束从胎儿面部前方向后方扫查,双眼球应同时显示,左右对称,大小相等,并应观察到双眼球内对称的晶体。在该切面上可测量眼内距、眼外距和眼眶横径。眼内距是指双眼眼眶内侧壁间的距离,眼外距是指双眼眼眶外侧壁之间的距离,眼眶横径是指眼球最大横径(左右径)。20 周以上的胎儿的眼内距应与眼

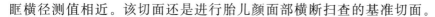

眶横径测值相近。该切面还是进行胎儿颜面部横断扫查的基准切面。

该切面可能检查出的异常:无眼畸形、独眼畸形、小眼畸形、眼距过近和眼距过远等。

2.鼻唇冠状切面

显示双眼球水平横切面之后,探头旋转大约 90°,使得声束平面与胎儿面部平行,然后前后调整,观察鼻、上下唇及颏部。标准的鼻唇冠状切面应显示双侧鼻孔、鼻中隔、人中、上唇、下唇及颏部,双侧嘴角应显示完整。这个平面是唇裂的筛查切面。超声可以诊断Ⅱ度以上唇裂。

该切面可能检查出的异常:唇裂、单鼻孔、喙鼻、面斜裂、口腔畸胎瘤等。

3.颜面部正中矢状切面

显示双眼球水平横切面之后,探头旋转大约 90°,使得声束平面与胎儿面部垂直,声束通过胎儿鼻尖处做矢状切面扫查,观察胎儿额部、鼻、上唇、下唇、下颌等。该平面不应显示鼻孔、眼球等结构。

该切面可能检查出的异常:鼻骨缺如、口腔畸胎瘤、小下颌等。

(三)胎儿脊柱

应从矢状面、冠状面和横断面 3 个方面全面观察胎儿脊柱。观察骨骼的连续性、弯曲度、骨化程度及其表面皮肤的完整性。胎儿脊柱的观察受体位影响较大,比如胎儿仰卧位时脊柱不易观察,臀位时骶尾部也较难显示,此时应在报告中如实描述。

当羊水量足够时,胎儿脊柱矢状切面应显示脊柱骨骼的全长及其表面软组织覆盖情况。正常脊柱从颈段至腰段呈两条串珠状平行光带,骶尾部融合并略后翘。

该切面可能检查出的异常:脊柱裂、脊柱后凸等。

(四)胎儿胸部

检查胎儿胸部可从矢状面、冠状面和横断面 3 个方面全面观察。胎儿胸部检查的重点是肺脏、心脏和双侧膈肌。

1.左右膈肌矢状切面

显示脊柱矢状切面之后,探头向胎儿身体两侧分别移动,可分别观察双侧肺脏及膈肌。当然也可以在显示脊柱矢状切面之后,探头移向胎儿身体一侧,声束向另一侧呈冠状切面扫查胎儿肺脏和膈肌。连续扫查时,双侧膈肌低回声带应连续完整,双侧肺脏呈均匀高回声。心脏应位于双侧肺脏之间、膈肌上方,胃泡无回声区应位于膈肌下方。观察时应注意胸腹腔比例,有无胸腔异常塌陷或腹部异常膨隆。

该切面可能检查出的异常：膈疝、膈膨升、肺囊腺瘤、隔离肺、胸腔积液等。

2.四腔心切面

四腔心切面是在观察心脏的一系列切面中最重要的切面。四腔心切面是在胎儿胸部水平的一个横切面，应看到一根完整的肋骨和心脏的左右房室腔。正常心脏应主要位于左侧胸腔内，心尖指向左前方，心轴（即从胎儿心底部沿房间隔与室间隔长轴方向的连线和胎儿脊柱与向胸骨正中连线之间的夹角）偏左（45°±20°）。四腔心面积与同水平胸廓面积之比为 1∶4～1∶3。于脊柱前方可看到一个小类圆形无回声区，动态观察时可看到其搏动，此为降主动脉横断面。其前方离脊柱最近的心腔为左心房，左心房靠近脊柱一侧经常可以看到两条管状无回声区与之相通，此为肺静脉。左心房内可以看到卵圆瓣随心动周期运动，卵圆瓣附着于房间隔上近卵圆孔处。卵圆孔另一侧为右心房，右心房前方为右心室，左心房前方为左心室，左右心房之间为房间隔，左右心室之间为室间隔。室间隔回声应连续完整，厚度与心室壁相近。20～26 周时，左心房与右心房大小相近、左心室与右心室大小相近。孕 28 周以后至胎儿出生前，正常胎儿右心室较左心室略大。左心室略呈椭圆形，右心房略呈三角形，右心室内可见节制索，也叫调节束，为一中等回声带，一端附着于室间隔的中下 1/3 处，一端附着于右心室心尖部。左心房与左心室之间为二尖瓣，右心房与右心室之间为三尖瓣，实时超声下可看到心室的收缩、舒张运动及二、三尖瓣的开放、关闭运动，二、三尖瓣应同时向心室侧开放，开放幅度基本相等。二、三尖瓣关闭时与房、室间隔在心脏中央形成"十"字交叉，但二、三尖瓣在室间隔的附着位置不在同一水平，三尖瓣更近心尖，而二尖瓣更近心底，两者之间距离不应＞2 mm。彩色多普勒检测时，应观察房室瓣血流方向及宽度，观察室间隔水平有无分流。若彩色多普勒观察到异常，应行频谱多普勒进一步检测。

该切面可能检查出的异常有单心室、单心房、心室发育不良、完全型心内膜垫缺损、三尖瓣下移畸形、房室瓣闭锁、大型室间隔缺损、心肌肥厚、心包积液和心脏肿瘤等。

3.左心室流出道切面

显示四腔心切面之后，将探头略向胎儿头侧方向旋转，即可获得左心室流出道切面（图 7-28）。在这个切面应看到主动脉自左心室发出，升主动脉前壁与室间隔相连续，后壁与二尖瓣前叶相连续。

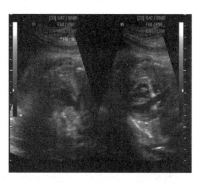

图 7-28　左、右心室流出道切面

4.右心室流出道切面

显示左心室流出道切面之后,将探头继续向胎儿头侧方向旋转,即可获得右心室流出道切面。在这个切面应看到肺动脉与自右心室发出,动态观察可看到主肺动脉发出后主干很短,随即分为动脉导管、左肺动脉、右肺动脉 3 支。

探头从左心室流出道切面向右心室流出道切面旋转的过程中,还应注意观察左、右心室流出道在心底水平是否交叉,主肺动脉内径是否略宽于主动脉内径。多普勒检测时,应注意主动脉及肺动脉内血流的方向和速度,有无湍流。

左、右心室流出道切面可能检查出的异常:大动脉转位、心室双出口、肺动脉瓣狭窄或闭锁、主动脉瓣狭窄或闭锁、主动脉骑跨、永存动脉干等。

(五)胎儿腹部

胎儿腹部主要观察的内容有肝脏、胃泡、肾脏、肠管、膀胱、前腹壁,以及腹腔有无积液。正常胃泡和脾脏位于左侧腹腔,大部分肝脏位于右侧腹腔,少部分位于左侧腹腔,胆囊位于肝脏下方,下腔静脉位于脊柱右前方,腹主动脉位于脊柱左前方。

1.腹围测量切面

该切面显示腹部呈圆形或椭圆形(图 7-29),脊柱为横切面,胎儿胃泡及胎儿肝内脐静脉1/3段同时显示,胎儿肝脏为均匀中等回声,胎儿胃泡为无回声椭圆形或牛角形结构,其大小与形状与吞咽的羊水量有关。腹围应沿胎儿腹壁皮肤外缘测量。

该切面可能检查出的异常:十二指肠闭锁、食管闭锁、胆总管囊肿等。

2.双肾切面

在显示腹围水平横切面之后,探头向胎儿尾侧平行移动,可获得双肾水平横切面,在这个切面上于脊柱两侧分别可以看到一圆形肾脏横断面,测量肾积水时应在此切面上测量肾盂分离的前后径。双肾和脊柱前方可见肠管回声。在显示双肾水平横切面后,将探头旋转90°,使声束与脊柱长轴平行,向左右分别摆动探头可获得双肾纵切面或冠状切面,在双肾纵切面上可以看到双肾呈椭圆形,中心部为高回声肾窦,其周可见弱回声髓质和低回声的皮质。在双肾冠状切面上可见双肾同时显示,位于脊柱两侧,呈蚕豆形。两侧肾上腺包绕着肾脏上极,左侧肾上腺呈半月形,右侧肾上腺呈三角形。

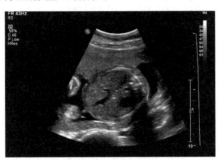

图 7-29　腹围测量切面

双肾切面可能检查出的异常有肾积水、肾不显示、多囊肾、多囊性肾发育不良和肠管扩张等。

3.脐带腹壁入口腹部横切面

在显示双肾水平横切面之后,探头向胎儿尾侧平行移动,可获得脐带腹壁入口腹部横切面(图 7-30)。在这个切面上应看到脐带自胎儿腹前壁正中发出,周围无包块,羊膜腔内无游离肠管。此切面还是观察胎儿腹腔内肠管的主要切面。中期妊娠时,肠道一般呈管壁回声略强、内含小无回声暗区的蜂窝状结构,肠管回声低于脊柱回声。

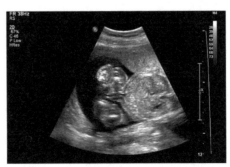

图 7-30　脐带腹壁入口腹部横切面

该切面可能检查出的异常:脐膨出、腹裂畸形和肠管扩张等。

4.脐动脉水平膀胱横切面

在显示脐带出口切面后,探头向胎儿尾侧旋转,可获得脐动脉膀胱水平切面。在这个切面上可以看到胎儿下腹部中央为无回声的膀胱,CDFI检测应于膀胱两侧各见一根脐动脉,在胎儿脐部汇合。在中孕期,该切面是诊断单脐动脉的筛查切面。但晚孕期最好在脐带游离段短轴切面诊断,以免出现假阳性。

该切面可能检查出的异常:包括后尿道闭锁和单脐动脉等。

(六)胎儿四肢

检查胎儿四肢时,应遵循连续顺序追踪扫查法,自近心端向远心端分节段扫查。观察内容:双侧肱骨、尺骨、桡骨、股骨、胫骨及腓骨的骨干形态、长度及双手和双足姿势。

1.胎儿上肢

于胎儿肩部水平横切,可看到胎儿双侧肩胛骨,旋转探头,可追踪到胎儿上臂及其内的肱骨(图7-31),显示肱骨长轴后冻结图像,测量肱骨长度,测量时应将光标放置在肱骨两端的中点处,然后再从肱骨远端向远心端追踪,横切胎儿前臂,确认前臂有尺、桡两根长骨之后,将探头旋转90°,得到前臂长轴图像。尺骨和桡骨可能是平行的,也可能是交叉的,尺骨较桡骨稍长,与肱骨长度相近,尺骨近端粗、远端细,桡骨近端细、远端粗。探头继续向远心端移动,可见到胎儿双手,中孕早期一般胎儿双手展开,18周之后一般都自然呈握拳状,所以如果想检查胎儿手指数目,最好在十四五周方便一些。

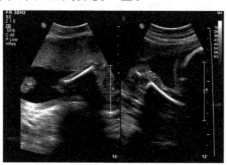

图7-31　双侧肱骨长轴切面

2.胎儿下肢

于胎儿髂骨水平横切,可看到胎儿双侧髂骨,旋转探头,可追踪到胎儿大腿及其内的股骨,显示股骨长轴后冻结图像(图7-32),测量股骨长度,测量时应将光标放置在股骨两端的中点处,然后再从股骨远端向远心端追踪,横切胎儿小腿,确认小腿有胫、腓两根长骨之后,将探头旋转90°,得到小腿长轴图像。胫骨和腓骨一定是平行的,胫骨较腓骨稍长,且与股骨长度相近。探头继续向远心端移动,可见到胎儿双足,胎儿小腿矢状切面上不应看到足底影像,应看到小腿与足底为相互垂直关系。一般胎儿足长与股骨长相等。

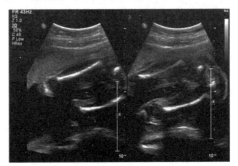

图 7-32　双侧股骨长轴切面

胎儿肢体切面可能检查出的异常:致死性短肢畸形、肢体缺如等。

(七)其他切面

1.宫颈内口矢状切面

孕妇适当充盈膀胱,探头于盆腔纵切,观察孕妇宫颈及其周围组织(图 7-33)。

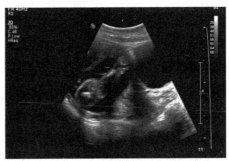

图 7-33　宫颈内口矢状切面

该切面可能检查出的异常:前置胎盘、血管前置、宫颈功能不全等。

2.脐动脉频谱

在脐动脉游离段行频谱多普勒检测,调节声束方向与该处脐动脉尽可能平行,可得到胎儿心率、S/D 等数据。

3.胎盘

全面观察胎盘实质、基膜和胎盘胎儿面,在胎盘实质最厚处测量胎盘厚度,尽可能寻找胎盘脐带入口。注意观察胎盘下缘位置。

4.羊水

于宫腔内垂直于水平面(注意不是垂直于孕妇腹壁)测量羊水最深处,测量时应避开胎儿肢体和脐带。羊水测量深度≥8 cm 为羊水过多,≤2 cm 为羊水过少。羊水指数:以孕妇肚脐为中心,将腹部分为四个象限,分别测量四个象限的羊水深度,相加得到羊水指数。羊水指数≥25 cm 为羊水过多,≤5 cm 为羊水过少。

　　该切面可能检查出的异常:羊水过多、羊水过少等。

第八章

介入放射技术

第一节　经导管血管栓塞术

经导管血管栓塞术(transcatheter arterial embolization，TAE)是介入放射学的基本技术之一，是指在 X 线电视透视下经导管向靶血管内注入或送入某种栓塞物质，使之闭塞，从而达到预期治疗目的的一项技术，急诊介入主要用于治疗血管性出血及肿瘤、实体器官的破裂出血。TAE 在介入放射学中的作用与结扎术和切除术在外科学中的角色类似。因本术具有微创性、全程影像引导和选择性靶血管插管技术而使得栓塞的准确性和可控性大大提高，成为一项崭新的革命性的临床治疗方法。

一、治疗机制

栓塞物质经导管注入靶血管内，使血管发生栓塞，进而对靶血管、靶器官和局部血流动力学造成不同程度的影响：阻塞或破坏异常血管床、腔隙和通道使血流动力学恢复正常；阻塞血管使之远端压力下降或直接从血管内封堵破裂的血管以利于止血；使肿瘤或靶器官造成缺血坏死。

(一)对靶血管的影响

栓塞的目标血管称为靶血管，它通常包括主干、小动脉和外周三大部分。栓塞物质可分别使毛细血管床、小动脉和主干，或三者同时被栓塞。栓塞物质对靶血管的影响与其性质有关。一般同体栓塞剂进入靶血管后，在与其直径相同的血管内停留下来，形成机械性栓塞，在此基础上栓子周围及被栓血管的远端和近端常可并发血栓形成，造成局部血流中断。一般固体栓子对血管壁的结构不产生破坏。栓塞后早期镜下观察血管壁的内皮、肌层和外层保持完整。栓子周围可见异物反应。随着时间的延长,部分可吸收的栓塞剂被吸收后,可观察到血管的机化和血管的再通。未再通者血管萎缩变细,结构模糊,甚至消失,局部纤维化,血管永久性闭塞。液体栓塞剂如无水乙醇,多通过化学破坏作用损伤血管内皮,并使血液有形成分凝固破坏成泥状,从而淤塞毛细血管床,并引起小动脉继发血栓形成。栓塞后早期镜下即可见小动脉及毛细血管广泛血栓形成,血管内皮细胞肿胀、脱落。栓塞后一个月左右,镜下可见血栓机化,较少有再通现象,血管结构破坏,甚至仅轮廓残存。

栓塞后血管是否再通的影响因素很多,主要有:①栓塞物质是否可被吸收,不能被吸收的固体栓塞物质,如医用胶类、不锈钢圈、PVA颗粒等,造成的局部血管栓塞多不再通;可被吸收的栓塞物质如自体血凝块、明胶海绵等,则较易再通,但靶血管被可吸收物质长段充填,再通亦十分困难。②能对靶血管造成严重伤害的栓塞剂如无水乙醇等,栓塞后血管较难再通,即使部分再通,血管亦明显变细。③栓塞的靶血管为终末血管,缺乏侧支循环,栓塞后不易再通,反之易再通。④靶器官栓塞后大部坏死,则血管难再通,少或无坏死者多可再通。

(二)对靶器官的影响

被栓塞血管的供应器官、肿瘤或血管本身统称为靶器官。栓塞靶器官供血动脉的直接后果是造成局部不同程度缺血,进而根据不同靶器官对缺血的耐受性和不同栓塞程度以及栓塞方式而产生不同的影响。①重度缺血坏死,栓塞使大部分组织器官缺血坏死,并伴随功能丧失和随后的萎缩吸收或液化坏死,多发生在缺少侧支血供的器官如肾、脾。使用液态栓塞物质易造成大范围坏死,因其作用强烈通常可造成大范围的靶血管栓塞,侧支循环不易建立。②中度缺血坏死,靶器官部分缺血坏死,通常发生在栓塞程度较轻、小动脉栓塞或靶器官存在较丰富的侧支循环等情况下,可伴有器官功能的部分丧失,如脑动脉栓塞,部分性脾、肾动脉栓塞;使用微粒和液态栓塞物质作某动脉分支的栓塞,亦可造成局部坏死,而同样情况下使用其他较大颗粒栓塞物质则不造成坏死。③轻度缺血坏死,靶器官缺血,但不产生坏死,且缺血可通过侧支循环血供代偿而恢复,因此,对器官的功能影响为一过性,多无严重的后遗症,此影响多产生存有丰富血供的器官,如胃、十二指肠、头面部和盆腔,双重血供的器官如肝脏、肺脏,用较大的栓塞物栓塞动脉主干如脾动脉主干栓塞。

(三)栓塞水平和栓塞程度

栓塞水平是指栓塞剂到达或闭塞血管的位置,可分为毛细血管、小动脉、动脉主干和广泛水平栓塞几种(图 8-1)。毛细血管水平栓塞常使靶器官产生严重坏死。小动脉栓塞,栓塞后侧支循环较易建立,除靶器官缺乏侧支血供的情况外,多不造成靶器官的严重坏死。主干栓塞后其分支血压迅速下降,侧支循环极易建立,除心、脑对缺血、缺氧极为敏感的器官外,极少造成靶器官坏死。广泛水平血管栓塞是指以上三者均被同时或相继栓塞,可产生严重的靶器官坏死。

栓塞程度是指靶血管和/或所属分支闭塞的比例,或可理解为栓塞后靶血管血流减少的程度,可造成相应程度的靶器官坏死。如一个靶器官有数条供应的动脉,仅栓塞 50% 以下的供血动脉可称为部分栓塞,50%~90% 的栓塞称为大部栓塞,90% 以上的栓塞可称为完全性栓塞。栓塞程度越高,靶器官坏死的范围越大。

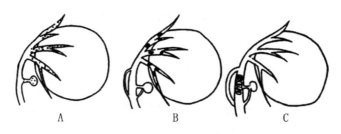

图 8-1　不同水平的栓塞

A.毛细血管;B.小动脉;C.动脉主干

(四)对局部血流动力学的影响

血管一旦被栓塞,局部血流动力学会发生改变,从而实现栓塞的治疗作用。

(1)局部血供中断或明显减少,潜在的侧支通路开放对靶器官供血。此情况常出现于动脉主干及小动脉水平的栓塞,由于远端的毛细血管床尚未严重受累,且呈低压状态,侧支循环易于建立。若对毛细血管床进行完全性栓塞,则侧支循环不易建立。

(2)栓塞后血液发生重分布,对于双重血供的器官如头面部、胃十二指肠、盆腔等,对其一支或一侧动脉主干的栓塞,很快可由另一支或对侧动脉代偿供血。虽然血供不一定能恢复到先前的状态,但在一般情况下不致产生缺血症状,且随着时间的延长,局部供血量可恢复至接近栓塞前水平。

(3)恰当的栓塞可使异常循环所致的盗血、分流、涡流等得到纠正或解除,如治疗各种动静脉畸形、动静脉瘘、动脉瘤和静脉曲张等。

(4)栓塞术通过直接用栓塞物质堵塞破裂的血管,或将出血动脉近端栓塞,使之压力下降并继发局部血管痉挛性收缩或继发性血栓形成而达到止血的目的。

二、使用器材及操作方法

(一)器材

用于栓塞术的器材主要为常用的导管和导丝,在此仅介绍较新的特殊器材。

1.导管

除普通导管外,现常采用超滑导管,其外层涂有亲水膜,遇水十分光滑,易于随导丝跟进靶血管。再就是应用微导管,一般外径为 $2.8 \sim 3$ F($1F = 0.33$ mm),配有 0.025 in(0.635 mm)的微导丝,可由内径 0.038 in(0.9652 mm)的导管送入,用于超选择插入迂曲的或细小的靶动脉。

2.导丝

为了超选择性插管,目前超滑导丝和超硬导丝亦较常用,前者主要用于进入迂曲的血管,同时可减少血管损伤。超硬导丝可起到良好的支撑力,可引导导管进入成角较大的血管。

(二)操作技术

血管栓塞的操作技术并不十分复杂,正确合理的操作有赖于对血管影像和血流动力学改变的正确诊断。准确的靶血管插管、选择适当的栓塞物质、把握栓塞剂的释放方法、随时监测栓塞程度和控制栓塞范围。所以,对术者的综合知识、手眼协调能力、操作的灵巧性、对器材的感知和临床经验等有相当高的要求。

栓塞术前的血管造影检查是十分必要的,是栓塞的基础。没有清晰的血管造影图像和对其正确的认识,栓塞术即是盲目的。

1.血管造影的目的

包括:①明确病变的诊断,即使已有其他影像学甚至病理学资料,亦应对病变从血管造影诊断方面加以研究,主要包括对病变部位和性质的确定,了解血管本身的解剖位置和变异情况;②明确靶动脉的血流动力学改变,主要包括血管的走行、直径、动静脉显影的时间和顺序、血流速度、侧支循环,以及病变的显影程度和造影剂排空时间等,术后造影则是对栓塞程度和范围评估的重要手段。

选择或超选择性靶血管插管水平可影响栓塞术的疗效和并发症的发生率,原则上要求导管应插入欲被栓塞的血管,而尽量避开非靶血管。对于走行迂曲、复杂的靶血管超选择性插管往往很困难,可采用改变插管入路,选用不同形状的超滑导管和超滑、超硬导丝,甚至微导管等,提高超选择性插管的成功率。

栓塞物质的选择是栓塞术的重要一环。选择适当的栓塞物质可提高疗效,减少并发症。

2.选择的原则

包括:①根据靶血管的直径选择适当大小的栓塞物质;②根据治疗目的选择作用不同性质的栓塞物质,如肿瘤的姑息性治疗选用携带化疗药物的微囊、碘油、吸收性明胶海绵等,AVM、动静脉瘘和动脉瘤等的根治性治疗,则选用永久性栓塞物质,出血或肿瘤术前栓塞则可选用中短期栓塞物质。

栓塞物质经导管注入靶血管的过程是完成栓塞术的关键步骤,栓塞过程中术者需始终注视动态影像,手眼动作协调,以控制栓塞剂的准确释放。

3.常用释放栓塞剂的方法

包括:①低压流控法,即导管插入靶血管但并不阻断其血流,以低压注入栓塞物质,由血流将栓塞剂带到血管远端而形成栓塞的方法,常用于颗粒性和液态栓塞物质的释放,其技术关键是在透视监视下低压注入栓塞物质,边注射边观察造影剂流速和流向,一旦流速减慢或明显减慢即意味着靶动脉前端部分或大部分栓塞,造影物质停滞或反流时证实前方血管已近全部堵塞;②阻控法,即以导管端部嵌入靶血管或以球囊导管阻断其血流,然后再注入栓塞物质的方法,多用于液态栓塞物质的释放,有助于减少血流对液态栓塞物质的稀释,亦防止其反流,本技术并不常用;③定位法,即导管准确插入靶动脉的欲被栓塞的部位,然后送出栓塞物质,完成局部栓塞,常用于大型栓塞物质的释放,技术关键是定位准确,选用栓塞物质较被栓血管直径稍大或与动脉瘤腔大小相近,透视下将栓塞物质经导管送入被栓塞的部位,经注入造影剂证实位置正确,方可释放栓塞物质。

(三)栓塞程度的监测和控制

根据病情选择所需的栓塞程度,以取得较好疗效,且对减轻不良反应和并发症也十分重要的。栓塞不足则疗效欠佳,过度栓塞可造成严重并发症。目前对术中栓塞程度和范围的监测,仍主要依靠术者的经验,缺乏实时量化监测的有效手段。术者根据注入造影物质显示靶血管的血流速度判断栓塞程度。一般认为可见流速变慢时栓塞程度达30%～50%,明显减慢时达60%～90%,造影剂呈蠕动样前进或停滞则栓塞程度达90%以上。此种监测方法易受术者经验和血管痉挛等因素影响。分次少量注入造影剂并不断造影复查了解栓塞程度是较好的控制方法。术者必须有一个十分明确的概念,即栓塞剂一旦进入血管是难以取出的,所以宁可注入偏少再追加,而不可过量。

三、临床应用

(一)适应证

(1)止血:特别是动脉性出血,如外伤性盆腔和内脏出血、泌尿系统出血、消化道出血、产科大出血、严重鼻出血和颌面部出血、大咯血、手术后所发生的内出血等(图 8-2)。静脉性出血,主要为保守治疗无效的食管静脉曲张出血,可通过经皮肝穿门脉插管入曲张的胃冠状静脉栓塞止血(图 8-3)。

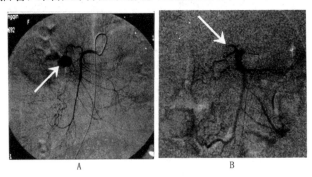

图 8-2　消化道大出血栓塞治疗

A.肠系膜上动脉造影示胰十二指肠下动脉出血(箭头所示);B.栓塞后造影示造影剂不再溢出(箭头所示)

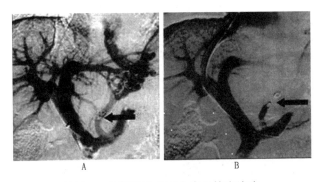

图 8-3　食管静脉曲张大出血栓塞治疗

A.TIPPS 术中造影显示胃冠状静脉及其增粗扩张;B.弹簧圈栓塞后造影显示冠状静脉主干阻塞,其分支消失(箭头所示),消化道出血得以控制

(2)异常血流动力学的纠正或恢复,如 AVM、动静脉瘘、静脉曲张、动脉瘤。

(3)治疗肿瘤,原则上富血管性实体瘤有明确的供血动脉并可插管到位者,均可通过栓塞其供血动脉,使肿瘤缺血坏死,达到缩小肿瘤体积,减轻或消除由其引起的症状,改善患者生存质量和延长生存期;或减少术中出血、获得二期手术切除机会。某些肿瘤可通过栓塞得以根治(图 8-4)。

(4)内科性器官切除,如脾功能亢进和巨脾、异位妊娠的栓塞治疗。

(二)禁忌证

(1)难以恢复的肝、肾衰竭和恶病质患者。

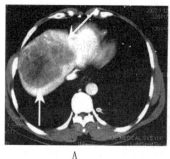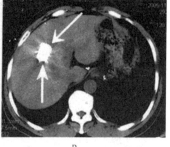

A   B

图 8-4 肿瘤栓塞治疗

A.肝右叶实质性肿块,临床诊断为原发性肝癌(箭头所示);

B.多次 TACE 治疗后肿瘤明显固缩,患者存活近 4 年(箭头所示)

(2)导管未能深入靶动脉,在栓塞过程中随时有退出的可能。

(3)导管端部前方有重要的非靶血管不能避开,可能发生严重并发症者。

四、栓塞反应及并发症

血管栓塞术既是介入治疗的一个重要手段,又是一个创伤过程。任何组织、器官的栓塞都或多或少地会引起患者的生理反应和病理变化。但若术前准备充分,介入操作规范,术后处理恰当,则可减轻术后反应的程度,降低并发症,并使患者术后早日康复。

(一)栓塞反应

栓塞反应是指靶器官栓塞后出现的、预料中的症状和体征,多为自然过程,对症处理后可康复。其表现及程度与使用栓塞物质的种类、栓塞水平和程度、不同靶器官有关,轻者可无明显症状和体征,重者可出现栓塞后综合征:①疼痛,栓塞后靶器官缺血损伤,释放致痛物质或局部肿胀刺激包膜引起,疼痛可持续1～10 天,并逐渐缓解,但疼痛剧烈者需用镇痛剂,疼痛较严重且持续时间较长者,应注意排除发生并发症的可能;②发热,好发于实质脏器栓塞后和使用吸收性明胶海绵较多者,可能与坏死组织释放的致热物质和坏死组织、明胶等的吸收热有关,体温常在 38 ℃左右,脾栓塞时体温可高达 39.5 ℃左右,一般坏死组织越多,体温越高,持续时间亦越长,此种反应性发热患者的精神状态常较好,除难以忍受的高热外,在38 ℃以下时,可不予以积极处理,以利于坏死组织的吸收,应注意排除合并感染引起的发热;③消化道反应,主要有恶心、呕吐、食欲下降和腹胀等,多发生于腹部脏器的栓塞治疗后,常持续 1～3 天,并逐渐好转,仅严重者需对症处理。

(二)并发症

并发症是指术后出现的不期望发生的症状和体征。轻者可通过适当的治疗好转,严重者可致残或致死,应引起重视,尽量避免其发生。

(1)过度栓塞引起的并发症,是指栓塞程度和范围过大,尤其是在使用液态栓塞剂和过量使用颗粒或微小栓塞物质时,其后果是造成大范围组织坏死,引起相应的肝功能衰竭,胃肠、胆管坏死及穿孔,胆汁湖,皮肤坏死,脾液化等。

(2)误栓,是指非靶血管或器官的意外栓塞。其后果与被误栓器官的重要性和误栓程度有关。提高操作技术水平和在有经验的医师指导下进行栓塞可减少或避免其发生。

(3)感染,可发生于所用器材和栓塞剂污染及手术场所消毒不严的情况下,栓塞后大量组织坏死时亦可为感染埋下伏笔。感染常发生在实质性器官,如肝和脾。

五、其他栓塞技术

除用栓塞剂栓塞血管外,还有其他理化方法用于栓塞技术。

(一)电凝法

电源多采用直流恒流电源,阳极用不锈钢导丝,也有人用铂金材料,阴极多用外科电刀设备上的接地板。其机制较复杂,一般认为是多种因素综合作用的结果。正常血管壁内、外存在着内负外正的电位差,而血小板、血细胞及蛋白质为负电荷,当使血管壁成内正外负的电压时,电位差倒转,吸附上述负电荷物质沉积而凝血。此外,离子因素、平滑肌收缩与高温因素也可能有关系。

1.电凝法的优点

(1)定位精确。

(2)栓塞永久。

(3)无反流性误栓。

(4)不引入异物。

(5)可用于血小板减少或肝素化等。

2.电凝法的缺点

(1)阳极导丝易被腐蚀而断裂。

(2)所需通电时间难以预计。

(3)不锈钢微粒可能脱落。

(4)耗时。

(5)需特殊设备与阳极导丝。

(二)热造影剂注入法

热造影剂注入法即将加热到 100 ℃的造影剂通过导管注入靶血管内,引起血管壁损伤,注入后1~5天有血栓形成,2周后出现机化,引起血管永久性闭塞。也可用等渗盐水、葡萄糖液加热后注入,应用造影剂的好处是可在透视监视下注入,避免过量。

第二节 经皮腔内血管成形术

一、临床要点

经皮腔内血管成形术(PTA)的机制:充胀的球囊压力造成了狭窄区血管壁内、中膜局限性撕裂,血管壁中膜过度伸展以及动脉粥样斑断裂,从而导致血管壁张力减退和腔径的扩大。激光血管成形术、粥样斑切除术等是利用激光的汽化消融或者机械性内膜切除、吸收设备清除引起血管狭窄的斑块从而治疗血管狭窄、闭塞。PTA的优点在于对患者创伤小,并发症少,见效快,操作较简便,一旦发生再狭窄可以重复PTA治疗。

二、适应证与禁忌证

PTA原来主要用于肢体血管,以后扩展至内脏动脉,如肾动脉、冠状动脉,并且由动脉发展至静脉,如扩张治疗腔静脉狭窄;治疗人造血管、移植血管的狭窄或闭塞。在疾病的急诊介入治疗中,PTA主要应用于各种原因所致的急性心血管、脑血管、主动脉、颈部血管、肢体血管、肾血管狭窄闭塞所致的急症治疗。

(一)适应证

(1)中等大小血管或大血管局限、孤立性狭窄。

(2)多发、分散的短段狭窄和闭塞:①动脉粥样硬化及大动脉炎引起的有血流动力学意义的血管狭窄或闭塞。②血管搭桥术后吻合口狭窄及移植血管狭窄。③血管肌纤维不良所致的局限性狭窄。④肾动脉狭窄所致的继发性高血压。⑤原发性下腔静脉膜性狭窄或节段性不完全梗阻。⑥血管移植术前病变血管扩张的辅助措施;或因缺血造成截肢,术前试行挽救肢体或降低截肢的水平。

(二)禁忌证

(1)碘过敏(对碘过敏患者,目前已可用 CO_2 行 DSA 造影)。

(2)严重心律失常,心功能不全。

(3)肝、肾功能不全,或凝血机制异常,凝血功能障碍和治疗后的凝血酶原时间 <40%。

(4)长段狭窄或闭塞、小血管病变、溃疡性狭窄或已有钙化的狭窄或闭塞病变。对肢体动脉而言,闭塞段血管长度超过 10 cm,或为钙化性狭窄,或伴外周小血管病变;对冠状动脉而言,多支病变,或血管腔内有 3 个月以内新鲜血栓,或溃疡性血管狭窄等。

(5)大动脉炎活动期。

三、器械要求和术前准备

(一)器械要求

PTA 技术主要使用各式各样的血管球囊成形导管。包括同轴球囊导管(双腔球囊导管)、快速交换球囊导管、切割球囊导管、激光、热球囊导管等。在 PTA 治疗过程中,能否顺利地操作并达到预期的治疗效果,选择合适的球囊导管至关重要。理想的球囊导管应具有良好顺应性,较小的直径有较大的球囊;球囊膨胀后其顺应性很低,有较强的径向张力及较快的充盈与排空速度。球囊导管可有不同的长度和直径,应根据病变的长度和管腔的直径选用,一般长度应超过狭窄段 5~10 mm,直径为正常管腔的 110% 左右。球囊段有 2~3 个金属标记,表示球囊有效段的两端和中点,常用的球囊膨胀时可耐受404~1 010 kPa。多数血管成形导管为 5 F,球囊直径为 4~8 mm,双腔型,中孔可通过导丝及注入造影剂,侧孔与球囊相通,可注入造影剂将其膨胀。冠脉与外周小血管的球囊成形导管一般为 3 F,球囊直径2~6 mm(图 8-5)。

(二)术前准备

介入治疗前应进行全面的体格检查,应进行包括超声、CT、MRI 等详尽的影像学检查,术前的血管造影检查能够提供更为详尽的病变血管解剖,因而是十分必要的。术前的实验室检查包括凝血参数、血小板计数、凝血酶原时间、部分凝血酶原时间和血清肌酐水平。当计划施行肾动脉和髂动脉的 PTA 时,因为存在血管破裂的危险性,推荐进行血型检查。

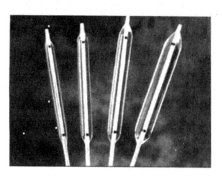

图 8-5　不同直径的球囊

为了减少并发症和预防再狭窄,从术前 3～5 天开始应用抗血小板聚集药物,如阿司匹林 100～300 mg(1 次/天)、噻氯匹定 250 mg(2 次/天)或氯吡格雷 75 mg(1 次/天)。

在 PTA 治疗之前,患者应禁食 8 分钟。如果对肾动脉或下肢动脉施行 PTA 术,可在介入治疗之前口服的钙通道阻滞剂(硝苯地平 10 mg)防止动脉痉挛。

四、操作技术和注意事项

(一)操作技术

血管造影确定病变位、程度和侧支供血情况以及狭窄上下方的血压、血流动力学改变后,将造影导管换成球囊导管。将球囊置于狭窄区,球囊的中点应与狭窄的中点相吻合,用压力泵或手推稀释的造影剂充胀球囊。充胀的球囊作用于狭窄的血管,使之发生扩张。透视下显示狭窄段对球囊的压迹(蜂腰征),如压迹在球囊的有效扩张段,可继续加压注入,使压迹消失,一般每次扩张 15～30 秒,必要时可重复 2～3 次,将球囊用注射器抽瘪后,退出。扩张结束后,要复查血管造影,了解血管扩张情况,同时再次测量原狭窄区上下方的血压差以确定扩张治疗的效果。

(二)注意事项

导丝通过狭窄段为 PTA 治疗的关键。对完全性闭塞者,需先打通血管。所选球囊直径与狭窄段两端正常管径相当或稍大 1～2 mm,球囊长度应超过狭窄长度 1～2 cm。术中经导管注入 3 000～5 000 U 肝素行全身肝素化,同时术中给予 1 000 U/h 静脉滴注。治疗术中,在通过狭窄段时,动作轻柔,防止粗暴操作致使血管痉挛、夹层、穿孔、闭塞,导致 PTA 失败。

五、术后处理和疗效判断

(一)术后处理

一般处理同经血管介入治疗。因术中要用肝素抗凝,术后压迫止血时间应足够(15 分钟),无出血后方可加压包扎。术后继续全身肝素化 24～48 分钟,现多使用低分子肝素,如速避凝 0.3～0.4 mL,2 次/天,皮下注射,注意检测出凝血时间,使 INR 值在正常的 1.5～2.5 倍,3 天后改服用阿司匹林、氯吡格雷、双嘧达莫等抗血小板药物 3～6 个月。以上处理供参考,应根据患者具体情况,个体化处理。

(二)疗效判断

疗效的评价包括血流动力学评估及临床治疗效果评价。成功的 PTA 治疗应是血流动力学、形态影像学得到改善及临床症状得到缓解。PTA 的近期和远期疗效均较好,髂、肾动脉的 PTA 成功率在 90% 以上,5 年平均血管开放率在 70% 以上,冠状动脉单支病变 PTA 成功率在 90% 以上。影响疗效的因素中,除病变部位外,病变性质、病变的解剖与病理学特征、患者全身状况、设备情况以及术者经验等也是重要因素。例如,在肾动脉狭窄中,以纤维肌发育不良的疗效最好,扩张成功率在 90%～95%,临床上高血压治愈和改善率达 93%;其次为动脉粥样硬化症;而多发性大动脉炎的疗效较差。

六、并发症处理原则和预防

PTA 的并发症较少,发生率为 0.76%～3.3%,常见的有以下几种。

(一)穿刺部位血肿形成、出血

这是最常见的并发症,主要原因是术中使用肝素量较大,球囊导管的外径较粗,压迫止血不易充分。为预防该并发症发生,压迫止血必须充分,适当延长压迫时间;或留置导管鞘 24 分钟,既可减少穿刺部位发生血肿的概率,又可以为术后急性血管闭塞的处理提供方便。出现小的血肿不需特殊处理,可自行吸收,较大的血肿影响肢体血液循环,则需外科行血肿清除及动脉穿刺口缝合。

(二)动脉痉挛

动脉痉挛在 PTA 操作过程中较常见,主要由于操作过程中导丝、导管对血管的刺激,尤其是在操作粗暴、选用器械不当的情况下会增加这种可能。动脉痉挛处理不当可导致血管闭塞,治疗无法完成,因此,在通过迂曲狭窄的血管段时,要求动作轻柔,避免暴力推送;出现动脉血管痉挛,可注入利多卡因 2～3 mL 或罂粟碱 15～30 mg 解除痉挛、扩张血管,如疑有血栓形成,可注入尿激酶溶栓。

(三)血管内膜损伤

因为球囊扩张本身就是一个对动脉的损伤的过程,所以,在 PTA 的操作过程中对血管内膜的损伤是难免的,尤其在动脉硬化的患者。严重的内膜损伤会导致内膜掀起形成夹层,严重的影响血流,甚至导致血管的穿孔。发生夹层或穿孔时,应立即将球囊扩张导管置病变处,充盈膨胀,然后置入血管内支架固定掀起的内膜或急诊外科手术修补治疗。

(四)球囊破裂

球囊破裂可造成动脉切割或急性血栓形成,甚至导致血管破裂,而需急诊手术治疗。术前需了解球囊导管的最大承受压力,术中扩张时最好使用压力表。球囊破裂如为纵向破裂,退管一般是安全的;如为横向破裂,破裂的远端球囊退出时可能折返,推出会有阻力,退出困难需用大血管鞘套取,退出时边退边旋转导管,使破裂顺一个方向有序地套入鞘内后取出。

(五)异位栓塞、远侧端血管闭塞

在 PTA 操作过程中,穿刺、血管扩张、导丝及导管对血管壁的损伤均可继发血栓形成,操作或经高压注射器造影可致血栓脱落,导致急性的血管闭塞。如出现急性的血管闭塞,可将导管头尽量靠近血栓形成部位灌注溶栓、抗凝药物:尿激酶 100 万～200 万单位;同时给予肝素抗凝;局部溶栓无效,远端肢体可能由此产生缺血坏死。

(六)术后再狭窄

术后再狭窄是 PTA 治疗后存在的主要问题,PTA 术后再狭窄多发生在 PTA 后数月至 1 年之内,平均发生率约为 30%。主要原因:①PTA 是一种损伤血管壁成分的机械治疗方法,术后必然会引起一系列修复反应,球囊扩张的结局具有两重性,内、中膜局限性撕裂造成了血管腔的扩大,血流灌注得以恢复;同时内、中膜撕裂也引起纤维组织增生导致再狭窄。②血管壁的弹性回缩和原有病变的进展导致再狭窄。

为了减少再狭窄,可采取 3 种措施。

1.改进设备

已研制成新型材料的球囊,可减少对血管的损伤。

2.药物治疗

减少、预防和治疗 PTA 进程中和 PTA 后出现的血管痉挛、血小板黏附、血栓形成和内膜纤维细胞增生。常用药物为阿司匹林、肝素、硝苯地平(心痛定)、硝酸甘油以及正在试用的前列腺环素、血栓素合成酶抑制剂等。

3.新技术的应用

经皮血管内支架植入术、超声血管成形术、激光血管成形术等。

第三节　经皮穿刺活检术

一、基本原理

经皮穿刺活检术是指在医学影像设备的导向下,利用穿刺针,经皮穿刺器官或组织后取得组织学或组织学标本进行细胞学或病理学诊断的方法。经皮穿刺活检是一种简便、安全、有效的诊断手段,现已广泛应用于全身各个部位。

二、器材与药物

主要器材有活检针。根据穿刺针头的形态和抽取组织细胞的方式不同,可分为细胞抽吸针和组织切割针两大类。

(一)细胞抽吸针

细胞抽吸针包括 Chiba 针与 Turner 针,多为细针,用于获取细胞学与细菌学材料。

(二)组织切割针

有粗有细,取材较多,可供组织学检查,按其针构造又分为两类。一类是具有切割作用的针尖,包括 Madayag 针和 Greene 针等;另一类是远端具有一活检窗,如 Westcott 针。近年来最常用的是自动或弹射式活检枪,属于切割针范畴。该活检枪有弹射装置,在激发扳机后,切割针弹射进入病变部位获取组织材料。

另一类特殊的活检针是锯齿状的旋切针,由套管针和锯齿状切割针组成,可以进行组织环钻和旋切,为骨活检术中最常用、最有效的活检针。直径在 $6\sim12$ G,常用的旋切针有 Faranseen 针、Otto 针及 Rotex 针。活检针如图 8-6 所示。

三、操作技术

(一)穿刺前的准备

1.医师的准备

全面了解或复习病史,复核影像学图像和资料,特别注意有无凝血机制障碍、高血压、冠心病等。术前应与患者及家属谈话,办理术前签字手续,交代注意事项,以取得患者的配合。

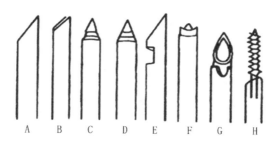

图 8-6　活检针的形状与大小

A.Chiba 抽吸针 20 G,21 G;B.Turner 抽吸针 16～22 G;C.Madayag 抽吸针
22 G;D.Greene 抽吸针 22 G,23 G;E.Westcott 切割针 20 G,22 G;F.Faran-
seen 旋切针 18～22 G;G.Otto 旋切针 18～21 G;H.Rotex 环钻针 22 G

2.患者的准备

对于穿刺有紧张、焦虑情绪的患者,穿刺前给以镇静剂。对拟行胸部穿刺而
有咳嗽者,应给予止咳药,待咳嗽停止后再行穿刺。拟行腹部脏器穿刺而且穿刺
针需经胃肠道者,穿刺前应禁食。对盆腔脏器穿刺时,嘱患者排空大小便。

3.穿刺器械和监视仪器的准备

穿刺器械应严格消毒后使用,对重复使用的穿刺针等器械在使用前应检查其
可靠性。在患者进入监视仪器检查台之前,应检查机器是否处于正常运转状态。

4.急救药物的准备

急救药物包括升压药、呼吸兴奋剂、强心剂、高渗糖、地塞米松、止血药、镇痛
药、氧气等。

(二)导向手段

经皮穿刺活检是在影像技术导向下进行,不同于开放式和盲目活检。常用
的导向手段有电视透视、USG、CT 和 MRI。

1.电视透视

简便、经济、操作灵活和定位快。可直接观察进针方向与深度,尤其适用于
胸部和四肢骨骼的穿刺活检。

2.USG

USG 简便灵活、不受体位限制、无放射性损伤,还可准确了解病灶的大小、
深度和周围组织结构情况。适用于腹部病变。

3.CT

CT 具有良好的密度分辨率和层面空间分辨率。能清晰显示病变及周围组

织结构的关系,定位准确,并发症少,使用范围广。倾斜穿刺有困难、操作时间长、费用高是其缺点。

4.MRI

MRI实时透视、无 X 线损伤并能变轴面成像为其优点。但顺磁性介入材料贵是其主要缺点。

(三)技术及方法

所有穿刺活检均在无菌状态下进行,对穿刺器械应严格消毒,选定穿刺点,对穿刺点及其周围皮肤进行消毒并铺巾。用 $1\% \sim 2\%$ 利多卡因作穿刺点局部麻醉。进针前,根据穿刺针粗细,用手术刀片在皮肤作小切口,或用一稍粗针头在皮肤上刺一针眼,以利穿刺针穿过皮肤。定位与穿刺均在影像监视下进行。

1.抽吸活检术

将抽吸活检针穿刺进入病灶中,并进一步核实针头的位置,确保其位于病灶内。退出针芯,连上10 mL或 20 mL 注射器,在负压状态下将穿刺针小幅度推进和退后数次,以利于病变组织或细胞吸入针芯内,抽吸物送活检(图 8-7)。抽吸结束的拔针过程中,只需保持注射器与针内腔的负压,不能再继续抽拉注射器。在针尖即将退出皮肤、皮下组织的瞬间,应停止抽吸负压,这样可防止针内腔的标本吸入注射器筒内,以免造成涂片困难。如抽出的是血性液体,则可能已穿至血管,应将针拔出重新穿刺。穿刺针退出后,轻轻推注注射器,将针内腔的标本物质推注在载玻片上,然后推片、固定。若取材较多,可涂几张玻片。最后将其送病理检验室进行细胞学检查。在穿刺针退出的即刻,使用无菌纱布覆盖穿刺点并局部压迫数分钟,以防止穿刺点出血。

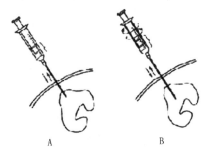

图 8-7　抽取活检术

A.负压下推进穿刺针;B.负压下退针并旋转

2.切割活检术

切割术的目的是获取组织标本,以能对病变进行组织学检查,其诊断敏感性与特异性均明显高于细胞学诊断。由于肿瘤较大时其中心常发生坏死,肿瘤边缘部分为生长活跃区,故取材时应选择在肿瘤边缘部分(图 8-8)。

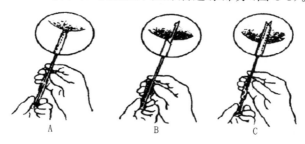

图 8-8　切割活检术

A.穿刺针达病灶缘;B.推进切割针针芯;C.推进切割针针套,取得组织

　　将切割穿刺针整体经皮穿向病灶,针头进入病灶边缘即可,向前推进切割针芯,然后保持针芯不动,再向前推进切割针针套。套管前进中,即将针芯沟槽的组织切下,封存于套管与针芯槽口内,然后将切割针整体退出。

　　自动活检枪切割组织的原理与此类似。进入病灶边缘时按动枪栓,将针套快速弹射出并切取组织,最后退出(图 8-9)。切割针退出后将针芯推出,取出组织条,将其放入 10% 福尔马林或无水乙醇中,送病理检查。

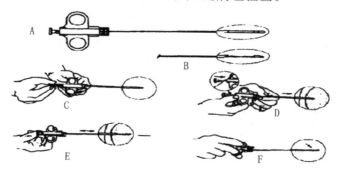

图 8-9　自动活检枪及使用示意图

A.正面;B.侧面;C.后拉枪栓,听到"咔嗒"声,说明针弹簧已被锁住,针处于准备状态;D.后拉活栓,使内针芯后退入切割外套管内并使针整体进入靶区;E.固定针整体不动,用拇指推进活塞,内针芯进入病变区,此时标本槽口外露,正位于病变内,此时扣动扳机,切割外套被弹射入病变区,组织被切割与槽口内;F.整体拔出活检针

3.旋切(环钻)活检术

　　旋切活检术主要用于骨骼病变的活检,基本方法与切割术类似。由于骨骼组织较坚硬,所使用的活检针不同。将旋切针的套针准确穿刺抵达病变区骨面,穿过骨皮质,拔出针芯,从套针内置入旋切或环钻针至病变,在同一方向加压拧

旋几次,切取标本。最后将获取的标本固定,并送病理检查。

四、注意事项

(1)穿刺活检时应在无菌状态下进行,对穿刺器械应严格消毒。

(2)麻醉药物到达深度与定位深度基本一致。

(3)肿瘤较大时,取材应选择在肿瘤边缘部分的生长活跃区或采取多方向取材。

(4)在保证标本数量的前提下,应尽量减少穿刺次数。

(5)抽吸活检术时,负压抽吸过程中应小幅度推进与退出数次,以利病变组织或细胞抽吸入针芯内;针尖退出皮肤时应及时停止抽吸,以免将抽吸病灶抽入注射器筒。

(6)穿刺活检术中一定要避开血管,尤其是切割活检术时。

(7)对施行胸腹部脏器穿刺活检的患者,穿刺活检结束后,应观察患者 1～2 分钟,患者无不适或无并发症发生后方可离开检查室。

五、并发症及处理

各种类型的穿刺活检方法所表现出的并发症类似,发生率与穿刺针的直径和类型有着密切的关系,包括疼痛、出血、感染、气胸和诱发转移等。

(一)疼痛

疼痛较轻时无须处理,1～2 天内可自行消失。剧烈疼痛时应考虑损伤血管或神经,除给予镇痛药外,还应给予止血与消炎等处理。

(二)出血

少量伤口出血时,采取按压止血,多可自行停止。出现血压快速下降或持续性、进行性下降时,应考虑大血管破裂,除了给予对症处理外,应立即寻找原因,必要时立即行外科手术修补或介入止血治疗。

(三)感染

穿刺活检后感染多与穿刺器械或皮肤消毒不严有关,应加强无菌观念,一旦出现感染症状,应及时给予抗感染治疗。

(四)气胸

气胸多在肺部穿刺后即刻发生,少量气胸可自行吸收,中、大量气胸应及时采取抽气或负压引流的方法治疗。

(五)诱发转移

恶性肿瘤穿刺活检时可能出现肿瘤通过针道转移、种植,为了防止诱发转移,应尽量减少穿刺次数。

六、应用范围

经皮穿刺抽吸活检在肿瘤的鉴别诊断中已被公认为是并发症少,敏感性和特异性高的方法之一。占位性病变是经皮穿刺活检的主要适应证,用于鉴别肿瘤与非肿瘤、肿瘤良恶性、原发性与转移性,以及明确肿瘤的组织学类型,以便确定治疗方案。肺、肝、肾等实体器官的慢性浸润性病变也值得活检进行分型。

(一)肺活检术

肺部经皮活检是肺部非血管介入技术中的重要内容。一些影像学难以明确性质的病变,通过活检取得细胞学、组织学资料,可做出定性诊断和鉴别诊断,对于治疗方案的选择、制定以及治疗后随访、预测预后等均有重要作用。

(二)肝活检术

影像学导向下经皮穿刺肝肿块活检术已被广泛采用。以往,几乎所有活检都用细针(21~22 G),虽然安全,但只能得到细胞学的诊断,即只能诊断是否为恶性肿瘤,却不了解特殊的组织类型。近年来人们已趋向于使用能取得组织块的切割针(16~20 G)。同时,由于活检样本的病理技术也有了改进,准确率可达90%,安全程度依旧。

(三)骨活检术

骨骼病变的穿刺,基本方法与腹部脏器类似。骨骼病变具有多样性,如囊性病变、炎性病变、溶骨性肿瘤、成骨性肿瘤、代谢性病变、骨性病变浸润软组织等,随着病变性质的不同,病变处骨骼的硬度差异较大,穿刺时应根据病变骨骼的密度与部位选择不同类型的活检针。

参考文献

[1] 郑娜.实用临床医学影像诊断[M].青岛:中国海洋大学出版社,2020.

[2] 谢强.临床医学影像学[M].昆明:云南科学技术出版社,2020.

[3] 葛郁荣,李莎,闫继栋.医学影像新解[M].北京:中医古籍出版社,2020.

[4] 凌寿佳.医学影像技术与诊断[M].北京:科学技术文献出版社,2020.

[5] 柳光治.实用临床 CT、MRI 影像学[M].哈尔滨:黑龙江科学技术出版社,2020.

[6] 崔凤荣.临床超声影像诊断学[M].长春:吉林科学技术出版社,2018.

[7] 谢明星,梁萍,李彩娟.医学影像超声学[M].北京:科学出版社,2020.

[8] 卞磊.临床医学影像学[M].北京:中国大百科全书出版社,2020.

[9] 于广会,肖成明.医学影像诊断学[M].北京:中国医药科技出版社,2020.

[10] 郭升玲.临床医学超声诊断学[M].长春:吉林科学技术出版社,2020.

[11] 舒大翔.实用医学影像技术与临床[M].北京:科学技术文献出版社,2019.

[12] 许建梅.磁共振成像原理与实验[M].北京:北京邮电大学出版社,2019.

[13] 王金霞.超声医学[M].长春:吉林科学技术出版社,2018.

[14] 时长军.现代影像技术[M].哈尔滨:黑龙江科学技术出版社,2020.

[15] 姬慧娟.实用临床影像技术[M].天津:天津科学技术出版社,2020.

[16] 赵丽娜.新编医学影像基础与诊断[M].昆明:云南科学技术出版社,2020.

[17] 黄浩.医学影像技术与诊断应用[M].长春:吉林科学技术出版社,2019.

[18] 雷军强,窦郁.磁共振成像诊断学[M].兰州:兰州大学出版社,2019.

[19] 任悠悠.医学影像学诊断精要[M].南昌:江西科学技术出版社,2020.

[20] 王宝剑.医学影像技术与临床诊断[M].哈尔滨:黑龙江科学技术出版社,2020.

［21］陈懿,刘洪胜.基础医学影像学［M］.武汉:武汉大学出版社,2018.

［22］张勇,李颖文,罗兴和.影像医学技术诊断［M］.南昌:江西科学技术出版社,2018.

［23］刘兴光,庄儒耀,徐荣.当代影像医学技术与诊断［M］.天津:天津科学技术出版社,2018.

［24］白明.医学影像诊断［M］.哈尔滨:黑龙江科学技术出版社,2019.

［25］许匀,蔡铭姬,赵珉.超声医学与影像研究［M］.南昌:江西科学技术出版社,2018.

［26］刘刚.医学影像诊断学［M］.长春:吉林科学技术出版社,2019.

［27］张志强.实用医学影像技术［M］.长春:吉林科学技术出版社,2019.

［28］岑科夫.探析放射医学技术与医学影像技术［J］.世界最新医学信息文摘,2019,19(94):33,37.

［29］王丹丹.医学影像技术在医学影像诊断中的作用分析［J］.中国医药指南,2021,19(1):96-97.

［30］路金生.医学影像技术在医学影像诊断中的临床应用［J］.影像研究与医学应用,2021,5(3):129-130.

［31］路金生.医学影像技术在医学影像诊断中的临床应用［J］.影像研究与医学应用,2021,5(3):129-130.

［32］孙晓飞.药物涂层球囊经皮腔内血管成形术在下肢动脉硬化闭塞症患者治疗中的临床价值探讨［J］.现代医学与健康研究电子杂志,2022,6(10):84-87.

［33］顾世杰,陈秋源,崔瑞文,等.经皮腔内血管成形术联合支架置入治疗移植肾动脉狭窄的临床分析［J］.器官移植,2021,12(2):215-219.

［34］吴洋,赵开飞,利峰,等.经导管血管栓塞术治疗静脉血栓栓塞症抗栓治疗后腹壁血肿2例［J］.介入放射学杂志,2022,31(2):203-205.

［35］娄雪磊.双微导管血管内介入栓塞术治疗颅内宽颈及不规则形动脉瘤效果观察［J］.河南医学研究,2018,27(3):524-525.